U0396382

意识障碍
临床神经生理学
ICU脑功能监测及预后判断

Clinical Neurophysiology in Disorders of Consciousness
Brain Function Monitoring in the ICU and Beyond

主编　[瑞士] 安德烈·O. 罗赛蒂　Andrea O. Rossetti

　　　[比] 史蒂芬·洛雷斯　Steven Laureys

主译　谢秋幼　虞容豪

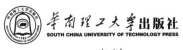

华南理工大学出版社
SOUTH CHINA UNIVERSITY OF TECHNOLOGY PRESS

·广州·

著作权合同登记号　图字：19－2018－073

图书在版编目（CIP）数据

　　意识障碍临床神经生理学：ICU 脑功能监测及预后判断/（瑞士）安德烈·O. 罗赛蒂，（比）史蒂芬·洛雷斯主编；谢秋幼，虞容豪主译. —广州：华南理工大学出版社，2019.4
　　书名原文：Clinical Neurophysiology in Disorders of Consciousness：Brain Function Monitoring in the ICU and Beyond
　　ISBN 978－7－5623－5903－6

　　Ⅰ. ①意…　Ⅱ. ①安…　②史…　③谢…　④虞…　Ⅲ. ①意识障碍-神经生理学-研究　Ⅳ. ①R749. 93

　　中国版本图书馆 CIP 数据核字（2019）第 025091 号

意识障碍临床神经生理学：ICU 脑功能监测及预后判断

［瑞士］安德烈·O. 罗赛蒂（Andrea O. Rossetti），［比］史蒂芬·洛雷斯（Steven Laureys）
主编；谢秋幼，虞容豪　主译

出 版 人：卢家明
出版发行：华南理工大学出版社
　　　　　（广州五山华南理工大学 17 号楼　邮编：510640）
　　　　　http://www. scutpress. com. cn　E-mail: scutc13@ scut. edu. cn
　　　　　营销部电话：020－87113487　87111048（传真）
策划编辑：吴翠微
责任编辑：陈　蓉
印 刷 者：广州市新怡印务有限公司
开　　本：787mm×1092mm　1/16　印张：11.75　字数：286 千
版　　次：2019 年 4 月第 1 版　2019 年 4 月第 1 次印刷
印　　数：1～1600 册
定　　价：99.00 元

国家重点研发计划项目（2017YFB1002505）

国家自然科学基金项目（61473261，61633010，81371535，81271548）

广东省自然科学基金团队项目（2014A030312005）

广东省自然科学基金项目（2015A030313609）

广州市科技计划项目健康医疗协同创新重大专项（201508020253）

《意识障碍临床神经生理学》
译 者 名 单

（按姓氏拼音排序）

曹博林　华南师范大学心理学院

陈　炎　解放军南部战区总医院神经医学专科医院

何江弘　解放军总医院第七临床医学中心神经外科

何艳斌　广东省工伤康复医院

黄瑞旺　华南师范大学心理学院

李　慧　广东省第二中医院

李远清　华南理工大学自动化科学与工程学院

吕　威　解放军南部战区总医院神经医学专科医院

任艳超　杭州电子科技大学生命信息与仪器工程学院

宋为群　首都医科大学宣武医院

王　遥　南方医科大学南方医院

吴东宇　中国中医科学院望京医院

吴永明　南方医科大学南方医院

肖　君　华南理工大学自动化科学与工程学院

谢秋幼　南方医科大学珠江医院

杨　艺　解放军总医院第七临床医学中心神经外科

杨　勇　杭州电子科技大学生命信息与仪器工程学院

虞容豪　解放军南部战区总医院神经医学专科医院

张　旭　中国中医科学院望京医院

张　晔　首都医科大学宣武医院

前　言

　　追求真理的人并不是那些只知道研究先贤著作并依据他的天性全然信任之的人，而是那些敢于怀疑自己对古人所持的忠诚、敢于质疑古人论点的人，是那些能够提出问题来讨论与求证的人［……］因此，研究学者们著作的责任，如果是以探究真相为目的的话，是［……］将心智扩展于真知的核心与边际，从各个方面研究它。当他进行批判性检验时，他也敢于对自己表示怀疑，从而避免偏见和纵容。

伊本·阿尔·海塞姆（阿尔哈曾）（965—1039）

　　自从 3000 余年前有文字记录开始，意识障碍就时常迷惑和困扰学者与哲学家们。随着 20 世纪中期重症医学研究的开展，特别是计算机技术的持续进步，记录更方便，数据存储容量更大，分析更易实现，近几十年来对于意识障碍患者的研究和治疗取得了引人注目的进步。鉴于其非侵入性、相对广泛性，以及可以实时研究脑功能，神经生理学的研究被广泛应用于临床与放射学检查中，是临床与科研的重要的工具。

　　本书旨在覆盖应用于意识障碍患者的整个神经生理学的临床与研究领域，涵盖重症监护室（intensive care unit，ICU），包括脑电监测（electroencephalography，EEG）、诱发电位（evoked potentials，EP）和相关的预后判断等临床应用（第一部分着重于急性阶段，以临床为重点），以及应用于正处于意识损害的患者的探索性的研究（第二部分主要关注慢性患者，更多的是研究内容）。前几章给出了临床医生所需的最新信息，后续部分突出了当前最新的科学进展——它在该领域开辟了一条令人兴奋的林荫大道，最后对神经影像学进行了展望。考虑到跨学科的特点，本书可服务于神经病学家、神经生理学家、神经重症专家、护理人员、临床神经生理学技术专家和研究者们。

　　与已有的几部优秀的出版物相比，本书反映了临床与研究之间活跃的互动关系。我们对所有章节的作者、为此提供当前最新进展的杰出专家们的工作感到骄傲。为避免冗长和前后不一致，每一章都经过我们仔细地检查；而且，章节之间的交叉引用可以让读者快速地概览全书的相关主题。然而，因每项工作由几个作者撰写，不同项目之间的部分重复不可避免，但我们相信这将有助于读者纵观现有知识，这是无法作为整体特性加以概述的。来自伟大的中世纪阿拉伯学者的引文提醒我们知识在不停地进步，只有批判的、诚实的讨论才能让人辨别正确的方向。

安德烈·O. 罗赛蒂于瑞士洛桑
史蒂芬·洛雷斯于比利时列日

目 录

第1章 ICU中的急性昏迷

Mauro Oddo[①] 著 谢秋幼，李 慧译

摘 要

在过去的数十年，为诊断和治疗而整合的电生理工具使得重症监护室（ICU）环境经历了革命性的变化。ICU收治和处置的脑功能障碍患者，要么是因为原发性的中枢神经系统损伤（如心肺复苏后缺血缺氧性脑病、脑出血、创伤性脑损伤、癫痫持续状态），要么是继发性的（如脓毒症、持续镇静、多器官功能障碍）。这意味着不仅要增强医疗相关人员对这些复杂状况的认识，包括训练有素的技师、专科护士和医疗团队，而且还要启用人性化、方便、可靠的技术设置。

1.1 流行病学

在ICU，昏迷是一种常见的病理状态，和心肺疾病一起成为入住ICU的主要因素（Huff et al.，2012）。昏迷是一种严重的意识损害状态，由负责觉醒和觉知的神经系统急性功能障碍引起，典型的表现为患者闭目，无法唤醒，为神经急症。急性昏迷的病因学包括原发性的，即颅内疾病，例如创伤性脑损伤（traumatic brain injury，TBI）、蛛网膜下腔出血（subarachnoid hemorrhage，SAH）、脑出血（intracerebral hemorrhage，ICH）、急性缺血性卒中（acute ischemic stroke，AIS）、心脏骤停（cardiac arrest，CA）后缺血缺氧性脑病（hypoxic-ischemic encephalopathy，HIE）、免疫介导的或传染性脑炎、癫痫持续状态（status epilepticus，SE）；或者继发于影响脑功能的系统性疾病，例如脓毒症的、代谢性的、中毒性脑病（Stevens & Bhardwaj，2006）。

1.2 ICU中的急性脑功能障碍

原发性的急性脑病是ICU常见的收治病因（图1.1a）。随着复苏后治疗的进步和治疗性亚低温的广泛实施，在许多中心，心脏骤停后缺血缺氧性脑病可能是最常见的ICU

---

①M. Oddo，MD：Department of Intensive Care Medicine，CHUV-Lausanne University Hospital，Lausanne，Switzerland；Faculty of Biology and Medicine，University of Lausanne，Rue de Bugnon 46，BH 08.623，Lausanne CH-1011，Switzerland. e-mail: mauro.oddo@chuv.ch

收治的原发性脑病。由于抗血小板药物或抗凝剂的使用，继发性颅内出血增加，导致颅内出血的收治也十分常见。尽管创伤性脑损伤的机制发生了变化（工业化国家因跌倒引起的、欠工业化国家因交通事故导致的创伤性脑损伤不断增加），它仍然是ICU中昏迷住院的重要原因。癫痫持续状态、中枢神经系统感染、突然发生的免疫介导（例如抗NMDA受体）的脑炎比较少见，但这些一旦出现会导致ICU停留延长，以及ICU相关的并发症（如呼吸机相关性肺炎、ICU获得性感染、血栓形成、胃肠功能障碍等）。

此外，功能性脑病（图1.1b）也常见于ICU。如今，危重症相关性急性脑功能障碍（也称为危重病相关脑病或谵妄）在机械通气患者中逐渐成为一个常见并发症，即使患者没有原发性急性脑损伤，也可能因为许多内科或外科情况，尤其是严重脓毒症、多脏器功能障碍、循环性休克、大的心血管外科手术等情况而住进ICU（Ely et al.，2004）。实际上，脓毒症性脑病是继发性急性脑损伤的一个主要原因（Sonneville et al.，2013）。镇静药物的使用也与不断增加的脑病风险相关，尤其是延长使用苯二氮卓类药物（Pandharipande et al.，2006）。更为重要的、某种程度上令人担心的是，危重症相关性急性脑功能障碍不仅是更差预后的独立因素（Girard et al.，2010），而且与ICU幸存者长期的神经病性后遗症和认知功能损害相关（Pandharipande et al.，2013）。

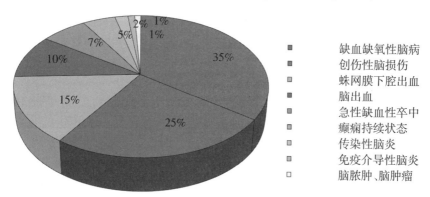

缺血缺氧性脑病
创伤性脑损伤
蛛网膜下腔出血
脑出血
急性缺血性卒中
癫痫持续状态
传染性脑炎
免疫介导性脑炎
脑脓肿、脑肿瘤

（a）工业化国家因原发性脑损伤后急性昏迷入住ICU患者的预测分布

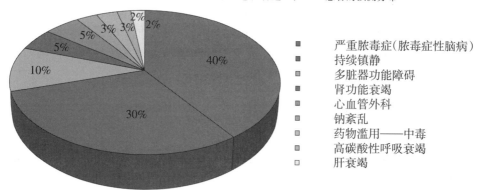

严重脓毒症(脓毒症性脑病)
持续镇静
多脏器功能障碍
肾功能衰竭
心血管外科
钠紊乱
药物滥用——中毒
高碳酸性呼吸衰竭
肝衰竭

（b）因继发性脑损伤后急性昏迷入住ICU患者的预测分布

图1.1　重症监护室急性昏迷的流行病学。危重症相关脑病（谵妄）和持续镇静是ICU中昏迷的重要原因

1.3　ICU 中 EEG 的作用（另见第 2 章）

脑电监测（EEG）为脑功能提供了必要的基本信息，尤其是在昏迷患者中，在 ICU 中逐渐得到应用（Claassen et al.，2013）。长程 EEG 记录已经成为所谓脑多模态监测的基本组成部分，后者包括侵入性的（颅内压监测、脑氧监测、脑微透析技术）和非侵入性的技术（EEG、经颅多普勒、近红外光谱），使得我们可以对受损大脑有更深入的了解，从而有助于优化 ICU 昏迷患者的处理（Oddo et al.，2012）。在这一背景下，过去的十余年中，EEG 在 ICU 中的地位、潜在利用和当前用途的发展很快（图 1.2）。EEG 在 ICU 中的突出作用包括神经与神经外科 ICU 诊断、处理惊厥性与非惊厥性癫痫发作、癫痫持续状态的患者（Friedman et al.，2009；Rossetti & Lowenstein，2011；Rossetti & Oddo，2010），同样也包括在内科 ICU（Oddo et al.，2009）和外科 ICU（Kurtz et al.，2014）脓毒症性的或其他形式的获得性脑病的 ICU 患者。EEG 另外一个公认的用途是指导几种镇静剂（咪达唑仑、丙泊酚、巴比妥盐）的滴定，这些镇静剂常常在难治性癫痫或难治性颅内高压患者中用作药物性昏迷（参见第 4 章）。ICU 患者的 EEG 监测还有一些其他正在兴起的、有前景的用途。其中突出的一个就是定量脑电图分析，在床旁持续监测原发性急性脑损伤患者的脑功能，目的在于实时监测继发性的脑损害（例如缺血、颅内压升高、非惊厥性癫痫发作），这些损害会进一步恶化患者的结局（见第 5 章）。特别指出的是，定量 EEG 在监测蛛网膜下腔出血（SAH）后迟发型脑缺血方面十分有效（Foreman & Claassen，2012）。可以想象的是，在这种情况下使用脑电图可以预防继发性脑损害、改善预后，然而，还需要进一步的研究来证实这一观点。最后，EEG、体感诱发电位和听觉诱发电位等电生理工具（见第 6 章）更多地与临床检查合并使用，来更好地理解急性昏迷的机制，进一步改善急性脑损伤的预后，尤其是心脏骤停后的缺血缺氧性脑病患者（Oddo & Rossetti，2011；Taccone et al.，2014）。

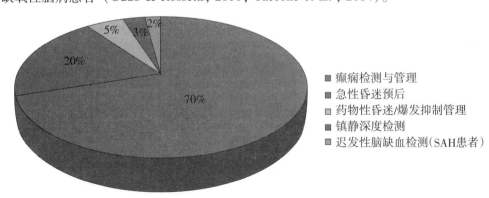

图 1.2　ICU 电生理检查目前的适应证和潜在的临床应用

EEG 主要用来诊断和管理癫痫发作及癫痫持续状态。在其他疾病中也有突出的地位和巨大的潜力，主要是药物性昏迷的管理以及机械通气镇静深度的监测，作为急性脑损伤继发性脑损害的非侵入性辅助检测工具，如动脉瘤性蛛网膜下腔出血的迟发性缺血。最后，EEG 和诱发电位作为临床检查的补充，在提高昏迷的预后判定尤其是心脏骤停后患者的预后方面有重要的作用。

4　　## 1.4　结论与展望

　　在 ICU 实施 EEG 监测越来越被认为是重症患者护理的一个重要的步骤。将 EEG 整合进 ICU 环境需要专业知识，包括必要的技术设备、训练有素的 EEG 技师，以及专科护士和医疗团队。在 ICU 特定的环境下实施 EEG 监测是一项具有挑战性的工作，这在全世界尚未普及。一个巨大的挑战是如何使得 EEG 监测在 ICU 中更加可行。其他的展望包括与神经生理学家、癫痫学家、重症专家的合作，通过现代技术来改善界面和提高 EEG 在 ICU 环境中应用的准确性。

参考文献

Claassen J, Taccone F S, Horn P, et al., 2013. Recommendations on the use of EEG monitoring in critically ill patients: consensus statement from the neurointensive care section of the ESICM [J]. Intensive Care Med, 39: 1337 – 1351.

Ely E W, Shintani A, Truman B, et al., 2004. Delirium as a predictor of mortality in mechanically ventilated patients in the intensive care unit [J]. JAMA, 291: 1753 – 1762.

Foreman B, Claassen J, 2012. Quantitative EEG for the detection of brain ischemia [J]. Crit Care, 16: 216.

Friedman D, Claassen J, Hirsch L J, 2009. Continuous electroencephalogram monitoring in the intensive care unit [J]. Anesth Analg, 109: 506 – 523.

Girard T D, Jackson J C, Pandharipande PP, et al., 2010. Delirium as a predictor of long-term cognitive impairment in survivors of critical illness [J]. Crit Care Med, 38: 1513 – 1520.

Huff J S, Stevens R D, Weingart S D, et al., 2012. Emergency neurological life support: approach to the patient with coma [J]. Neurocrit Care, 17 (Suppl 1): 54 – 59.

Kurtz P, Gaspard N, Wahl A S, et al., 2014. Continuous electroencephalography in a surgical intensive care unit [J]. Intensive Care Med, 40 (2): 228 – 234.

Oddo M, Carrera E, Claassen J, et al., 2009. Continuous electroencephalography in the medical intensive care unit [J]. Crit Care Med, 37: 2051 – 2056.

Oddo M, Rossetti A O, 2011. Predicting neurological outcome after cardiac arrest [J]. Curr Opin Crit Care, 17: 254 – 259.

Oddo M, Villa F, Citerio G, 2012. Brain multimodality monitoring: an update [J]. Curr Opin Crit Care, 18: 111 – 118.

Pandharipande P, Shintani A, Peterson J, et al., 2006. Lorazepam is an independent risk factor for transitioning to delirium in intensive care unit patients [J]. Anesthesiology, 104: 21 – 26.

5 Pandharipande P P, Girard T D, Jackson J C, et al., 2013. Long-term cognitive impairment after critical illness [J]. N Engl J Med, 369: 1306 – 1316.

Rossetti A O, Lowenstein D H, 2011. Management of refractory status epilepticus in adults: still more questions than answers [J]. Lancet Neurology, 10: 922 – 930.

Rossetti A O, Oddo M, 2010. The neuro-ICU patient and electroencephalography paroxysms: if and when to treat ［J］. Curr Opin Crit Care，16 （2）：105 － 109.

Sonneville R，Verdonk F，Rauturier C，et al.，2013. Understanding brain dysfunction in sepsis ［J］. Ann Intensive Care，3：15.

Stevens R D，Bhardwaj A，2006. Approach to the comatose patient ［J］. Crit Care Med，34：31 － 41.

Taccone F S，Cronberg T，Friberg H，et al.，2014. How to assess prognosis after cardiac arrest and therapeutic hypothermia ［J］. Crit Care，18：202.

第 2 章　脑电图与诱发电位：技术背景

Vincent Alvarez[①], Andrea O. Rossetti[②] 著　何艳斌，吕　威 译

7　◦**摘　要**◦

　　神经生理学研究提供的信息对于治疗意识障碍患者的临床实践和研究具有重要意义。然而，由于大多数患者在 ICU 治疗，必须知道一些相关的问题：ICU 是一个充满电设备的环境，容易产生干扰，意识障碍患者暴露在许多不同的、可能会干扰电信号及影响其解释的治疗环境中。因此，获得良好条件的、适合于现行建议的脑电图（EEG）和不同类型的诱发电位（EP）是非常重要的。本章回顾了必要的技术背景，以说明在 ICU 如何获得良好 EEG/EP 信号，并将重点放在一些实际的误区上。

2.1　脑电图（EEG）

8　　脑电图是记录脑电活动并可实时观察脑功能的一种独特方法。脑电图检查有便携、床旁的、非侵入性特点，对在 ICU 的意识障碍患者来说非常方便。直到 20 世纪最后几十年，脑电图仍记录在纸上，这限制了大数据的获取和长记录的读判，数字脑电图机的发展完全改变了我们对 ICU 脑电图的认知。脑电图现在可以记录和储存大量的数据，并能分析复杂的信号，例如频谱分析和自动检测癫痫发作，使得长期记录的审查更有效。对 ICU 中有意识障碍的患者进行脑电图评估已是一种评估标准，因此加强脑电图评估是非常重要的（Kurtz et al.，2009）（参见第 1 章）。若想知道如何记录脑电图，我们需要了解从脑电图的生成到显示在屏幕上的脑电波的每一个步骤。

2.1.1　神经生理学基础

　　头皮脑电代表了两个不同位点的随时间变化的突触电压差（Fisch，1999），头皮记录的信号，实际上是来源于垂直排列的位于皮层内的锥体神经元。成千上万的同步的突

---

　　①V. Alvarez, MD：Service de Neurologie, Hôpital du Valais, Av. du Grand-Champsec 80, Sion CH-1950, Switzerland. e-mail: vincent. alvarez@ hopitalvs. ch

　　②A. O. Rossetti, MD：Département des Neurosciences Cliniques, Service de Neurologie, CHUV BH-07, Lausanne CH-1011, Switzerland. e-mail: andrea. rossetti@ chuv. ch

触后电位总和产生表面记录的电流。头皮脑电只能检测大脑表面附近的电压差。另外，至少 6 cm²（约 1 平方英寸）同步神经元活动的皮层产生一个头皮电位（Fisch，1999）。这些表面的活动受复杂的神经网络同步化和调节，神经网络包括皮层与以丘脑为主的深部结构之间相互作用。因此产生我们在 EEG 上看到的有节律的脑电活动。

2.1.2 阻抗和电极

头皮脑电图测量电位使用微伏（μV）表示，通常在 10 ～ 100 μV 范围；同时，作为比较，心电图的测量使用毫伏（mV）表示。这些电信号通过几层的"电势垒"，例如脑脊液、硬脑膜、颅骨，最后到达头皮。然后，电流通过被认为存在电阻的电极和电线。所有的结构对电信号传播都会产生阻碍。在交流电（alternating current，AC）环路中叫"电阻"，用 Ω（欧姆）表示。根据国际临床神经生理学联盟（International Federation of Clinical Neurophysiology，IFCN）和美国神经生理学会（American Clinical Neurophysiology Society，ACNS）的建议，每次记录之前电极电阻应该小于 5 kΩ（Ebner et al.，1999；American Clinical Neurophysiology，2008）；但在实践中，电极电阻最大值也可以达到 10 kΩ。为了获得少干扰、可靠的脑电信号，所用电极获得较低的、统一的电阻是非常有必要的。另一方面，电阻小于 1 kΩ 可能为两个电极短路，需要具体地解决。

皮肤是阻抗的主要来源之一，尤其是最外层的坏死细胞（Eggins，1993）。因此，降低皮肤的电阻是非常重要的，可在放置电极之前，使用磨砂膏或导电膏棉签摩擦皮肤以降低电阻；同时应确保导电胶/膏在电极和头皮之间有良好的接触。另一阻抗来源于电极本身，其大小与形状和材料有关。

电极有许多的不同类型，大多数包括一个金属接触面、绝缘的电线和可连接销。它们通常由银、金、锡或者铂金制成，或者由氯化银包裹制成。关于金属电极和脑成像有一个重要的问题：金属可引起严重的伪影，而对于重症患者这些检查往往是必需的。另外，尽管在 CT 检查中不存在安全问题，但在核磁共振成像（magnetic resonance imaging，MRI）的研究中传统的电极会变热进而引起头皮烧伤。有些新型的电极可以与 MRI、计算机断层成像（computerized tomography，CT）兼容，它们由一层薄银包裹的塑料导线组成，而且它们的导线很短（Das et al.，2009）。这些导电塑料电极的实际优势被越来越多地考虑到，它们能够实现高质量的 EEG 记录，没有 CT 伪影，并且只有较小的 MRI 变化，没有任何安全问题。值得注意的是，如果需要传统的动脉造影，需要去除电极装备，因为电极和导线的投影会影响这项检查的结果解释。

图 2.1 是 ICU 中常用的几种不同类型的电极：

盘状电极（图 2.1 a）的直径通常为 4 ～ 10 mm，其顶部有一个孔，以便于盐水、凝胶（用于导电）的使用，用于典型的脑电图。为了监测，这些电极需要用胶布固定在头皮。值得注意的是，为了保护皮肤免于损伤，记录 10 ～ 14 天后，需要休息 2 ～ 3 天（电极假期）。这种电极被 IFCN 推荐为监测电极（Chatrian et al.，1996），也有 CT/MRI 兼容的塑料盘状电极（图 2.1b）。

柱状电极（图 2.1c）固定在橡胶帽上是非常方便的，因为即使在小面积颅骨和皮肤疤痕上也可以精确放置，并可避免标准盘状电极繁琐的装拆工作。然而，柱状电极不适用于脑电图的监测，也不适合明显颅骨缺损的患者。

环形电极（图2.1d）通过电极夹固定在织物帽中，可快速放置；另外，商用的帽子都是按照国际10-20系统生产的（见下文）。然而，这不适合颅骨缺失或有近期皮肤疤痕的患者，也不能保证脑电监测的长时间接触。因为需要大量的导电凝胶，这种类型的电极很容易短路。

皮下电极（图2.1e）由不锈钢或铂金制成。因为这些电极被放置在表皮下，不需要摩擦皮肤，所以应用很便捷；然而，尽管它们穿透皮肤，但因为它们的直径很小，所以阻抗相对很高（Freye & Levy, 2005）。因为放置在皮下，它们只适用于昏迷患者，而且它们可能引起皮肤局部感染。

10   **一次性预胶化电极**（图2.1f）。这与标准电极相比，可减少固有的交叉感染风险和节约技术人员消毒的时间。然而，这些电极很难在头发上使用。

干电极（图2.1g）是一种新型电极，目前仅可以通过商业途径购买，尚未常规应用于临床实践。它的名字源于它既不需要凝胶，也不需要皮肤准备。鉴于安装快和良好的阻抗，这类型电极将有更广泛的应用。

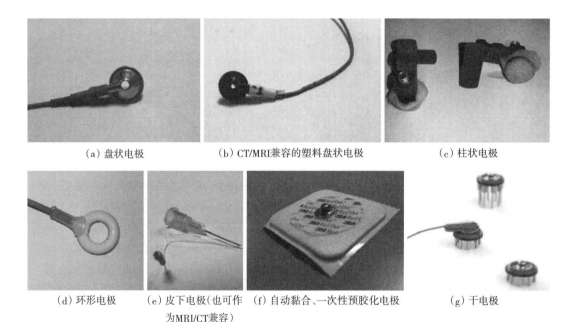

（a）盘状电极　　　（b）CT/MRI兼容的塑料盘状电极　　　（c）柱状电极

（d）环形电极　　（e）皮下电极(也可作　　（f）自动黏合、一次性预胶化电极　　　（g）干电极
　　　　　　　　　为MRI/CT兼容)

图2.1　不同类型的电极

每种类型电极的优点和缺点总结见表2.1，但用导电胶固定在患者头皮的盘状电极可能是最适用于脑电图监测的一种电极类型。

表 2.1　不同类型脑电图电极的优缺点

电极类型	优　点	缺　点
盘状电极	良好的阻抗； 可用于长时间监测； 可按照需求调整位置（颅骨缺失、皮肤疤痕、修剪等）； 经 IFCN 推荐； 兼容 CT/MRI	耗时； 需熟练的技术人员
柱状电极	良好的阻抗； 可相对快速地安装； 小面积颅骨缺失的患者可使用； 可按照需求调整位置（皮肤疤痕、修剪等）	良好的记录只可维持几个小时； 不适合颅骨缺失大的患者； 需熟练的技术人员
环形电极	良好的阻抗； 快速安装	良好的记录只可维持几个小时； 因为较多的导电膏容易桥接； 不适合颅骨缺失的患者，因为电极位置不能改变； 需熟练的技术人员
针状电极（皮下电极）	快速安装； 兼容 CT/MRI	只适合昏迷的患者； 因为直径较小，相对阻抗较高； 需熟练的技术人员或护士； 容易出现局部皮肤感染
一次性预胶化电极	可快速安装； 无交叉感染的风险； 非专业的医疗人员可操作	很难在头发上使用，不可能覆盖整个头皮； 阻抗一般
干电极	良好的阻抗； 不需要做皮肤准备，因此可快速安装	价格昂贵； 多在研究中使用，临床实践未广泛使用

2.1.3　电极放置和导联

2.1.3.1　电极放置：10－20 系统

由 IFCN 提出的统一的电极名称及电极安放位置被称为 10－20 系统（Klem et al.，1999），其包括能良好覆盖头皮的 21 个电极。这个被广泛采用的国际系统应该应用于 ICU 的每个头皮脑电图。该电极以字母命名，代表解剖区域（Fp：额极，F：额区，P：

顶区，T：颞区，O：枕区），偶数代表右侧，奇数代表左侧；中线的电极称为"z"（零）（图2.2）。10-20系统是依据10%～20%解剖距离作为电极之间的距离，因此而得名。

11

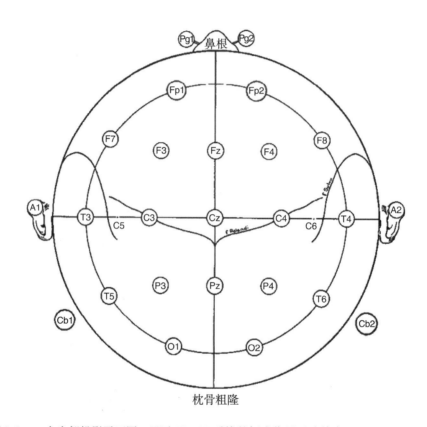

图2.2　一个头部投影平面图，显示10-20系统的标准位置（改编自 Klem et al., 1999）

IFCN 编辑的指南提供了基于解剖学标志的电极放置的详细方法（Klem et al., 1999）。第一步是放置中线链电极，从鼻根通过头顶到枕骨粗隆的连线，电极为 Fpz、Fz、Pz、Oz（图2.3）。值得注意的是，Fpz、Oz 不被电极覆盖。第二步是通过 Cz 从左耳前到右耳前的冠状连线，电极为 T3（也叫 T7）、C3、C4、T4（也叫 T8）（图2.4）。然后，首先通过圆周线测量获取 Fz、T3、Oz、T4，再得到左侧 Fp1、F7、T5（也叫P7）、O1 电极，右侧 Fp2、F8、T6（也叫 P8）、O2 电极（图2.5）。最后，F3 应放在 Fp1-C3 和 F7-Fz 的交叉点上，F4 应放在 Fp2-C4 和 F8-Fz 的交叉点上；P3 放在 C3-O1 和 Pz-T5 的交叉点，P4 放在 C4-O2 和 Pz-T6 的交叉点。参考电极、地线、心电图电极最后安放。

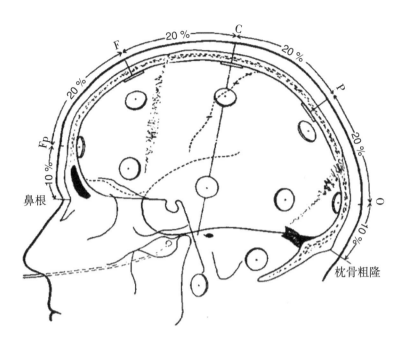

图 2.3 颅骨侧面图：鼻根至枕骨粗隆连线的测量方法。百分比代表鼻根至枕骨粗隆所测距离的比例（改编自 Klem et al. , 1999）

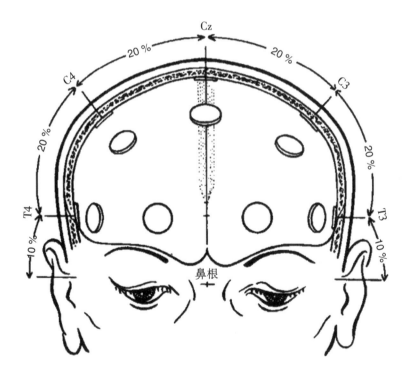

图 2.4 颅骨正面图：文中描述的电极中央线的测量方法（改编自 Klem et al. , 1999）

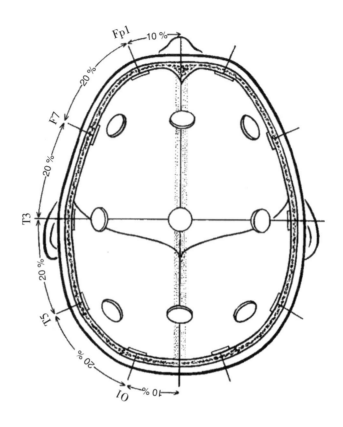

图 2.5　通过颞线的颅骨上面图（改编自 Klem et al., 1999）

2.1.3.2　导联

每个中心使用的导联类型不同。常规的脑电图中应使用同样的导联。美国临床生理学会推荐使用双极导联和参考导联（American Clinical Neurophysiology，2006a），因为它们使用起来很容易。值得注意的是，最受欢迎的是一些传统的纵向双极导联（也叫"双香蕉导联"）（图 2.6）。10 – 20 系统建议最好使用 21个电极，但在实际检测中，经常比此数量少。例如，在检测脑死亡时（只用于一些特定的国家），电极之间的距离至少为 10 cm。美国临床神经学会推荐使用 10个电极的双极导联，例如，F7 – T5，F8 – T6，F3 – P3，F4 – P4 和 Fz – Pz（American Clinical Neurophysiology，2006b）。

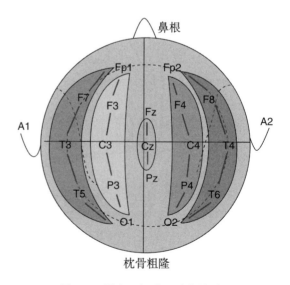

图 2.6　纵向双极或双香蕉导联

2.1.3.3　其他导联/电极位置

12

1. 前颞电极

如果颞叶区非常重要，那么可增加两个电极以最大化地覆盖前颞，这两个电极是 T1（左侧）和 T2（右侧）。将它们放置在距离耳第三切割线上方 1 cm 处，也就是眼外角和前耳尖之间的位置。

2. 颅外电极（"多道记录"）

在眼睛附近放置附加电极（用于记录眼球运动），也可添加在选定的肌肉（对特定的身体部位，如胫骨和颏下区域）和呼吸电极（测量胸部和腹部的运动）。这些额外的 *13* 电极能帮助区分大脑或大脑外的活动和干扰。常规脑外电极（一对）用于心电图描记。

3. 发际线下导联

由于很多研究中心不能提供全天候的脑电专业技术人员，因此开发了一些自动张贴电极放置的简单导联。为避免头皮和头发的问题，一次性预胶化电极仅放在发际线下。值得注意的是，心电图电极也可用于此检查。有研究表明在 ICU 使用商用 4 通道床旁监测癫痫发作的敏感度为 68%，特异性为 98%（Young et al., 2009）（图 2.7）。另一研究回顾重建发际线下脑电，按照标准 10－20 系统使用 8 个电极，分别为 Fp1、F7、T3、T5、Fp2、F8、T4 和 T6，监测癫痫发作的敏感度为 72%（Kolls & Husain, 2007）。加入 Cz 后敏感度可提高至 92%（Karakis et al., 2010）。

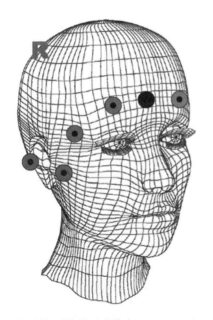

图 2.7　发际线下导联（改编自 Young et al., 2009）

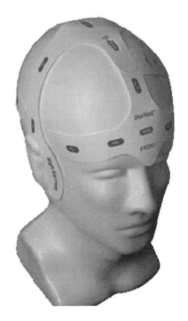

图 2.8　一次性自粘式 EEG 装置

4. 一次性设备

14

一些一次性的、安装快速的电极已被开发出来，例如在市场可购买的预胶化脑电帽、集成线嵌入式的电极帽（图 2.8）。然而，小于 21 导联的脑电图通常只能提供约 4

小时可靠的记录，它们不能用于颅骨缺失的患者；另外，由于它们是一次性的，应该考虑相关的成本。当标准化的电极安放不可用并且立即需要 EEG 信息时，考虑该系统似乎是合理的。

2.1.4　插线盒、放大器和滤波器

2.1.4.1　插线盒

每一个电极导线都将插入插线盒（图 2.9）。在 ICU 的床旁经常围绕着很多设备，因此，建议使用可放置在患者头部附近的小型插线盒。接线盒应该是固定的，也可装在一个防水的包装中，以免被损坏。插线盒包含放大器，根据 IFCN（Ebner et al.，1999）的要求，在临床实践中要求至少有 23 个连接头（放大器）。但也可以使用容量更大的输入系统（用于更高的分辨率和额外电极）。

2.1.4.2　放大器

脑电图放大器有两个功能：识别和放大（Fisch，1999）。识别是可放大两个电极之间电势差的能力，也就是放大两个不同输入电极的信号电压差，例如，双极导联时相邻的 2 个电极之间，或者参考导联时的一个电极与共同的参考电极之间。值得注意的是，减法意味着两个相减电极共同的信号将被抑制（在双极导联

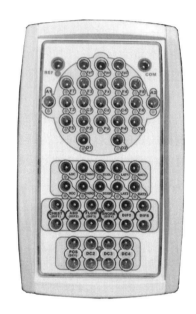

图2.9　脑电图插线盒

中当两个电极之间的信号相似时会被看作低平线，这可能会产生"电桥"），两个电极共同的伪迹也会被抑制。这样，放大器就能分辨出真正的 EEG 信号和伪迹。这种辨别能力可以用"共模抑制比"来测量，即共模抑制比越高，鉴别能力就越高。对于当前的 EEG 机器，指定的共模抑制比应该至少为 80 dB，通常为 100 dB（Ebner et al.，1999）。接着，放大器会增加电势差，这种效应称为"增益"或灵敏度。EEG 的典型设置是 7 ～ 10 μV/mm。

2.1.4.3　滤波器

滤波器用于排除一些不是源自大脑的频率。在临床实践中，医生所关心的频率是 1 ～ 30 Hz，因此，低频滤波器（高通滤波器的同义）应设置在 0.5 ～ 1 Hz，高频滤波器（低通滤波器）为 70 Hz。去除电线干扰的陷波滤波器为 50 Hz 或 60 Hz（不同国家要求不同），在需要时使用。值得注意的是，没有陷波滤波器就开始记录也是可行的，当电极与头皮无接触时，容易看到明显的干扰陷波。

2.1.5　数字脑电图和视频

如今，几乎所有脑电图记录都是数字型的，其优势显而易见，这里指出一些注意事项。

2.1.5.1 数字化：采样率和分辨率

要在电脑上记录，必须进行采样。根据奈奎斯特定理（Nyquist theorem），正弦波的采样率应该至少比记录频率高 2 倍。然而，它代表严格的最低要求，为避免混叠现象（图 2.10），取样速率应该至少是高频滤波频率的 3 倍（American Clinical Neurophysiology，2006c）。由于高频滤波通常设置为 70 Hz，所以 250 Hz 采样率对于临床用途是合理的。高采样率可能被用到，但相应需产生更大的文件。因为脑电图记录需要分辨低至 0.5 μV 的频率，数字化应该使用分辨率为 12 比特或更高的比特（bits）（American Clinical Neurophysiology，2006c）。

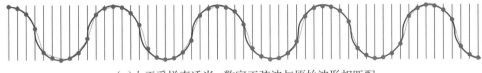

（a）由于采样率适当，数字正弦波与原始波形相匹配

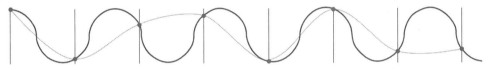

（b）由于采样率不足，数字波看起来太慢即混叠效应

图 2.10 采样率和混叠效应

注：蓝色为原始正弦波；橙色为数字化正弦波；黑色为采样率

2.1.5.2 屏幕

脑电图阅读工作站设备需要一个大于 17 英寸的屏幕，以及一个适合的分析软件。尤其在监测一些额外的信号时（例如定量脑电图分析），多一个屏幕更好。

2.1.5.3 脑电图软件和网络

每个脑电图系统都拥有自己的软件，满足标准分析所需的基本要求。ICU 监测建议补充能提供光谱分析、自动监测癫痫波、对称指数和一些其他功能的软件。的确，这些工具使长程脑电图的分析更高效，而且可以节约大量的时间（Moura et al.，2014）。在记录仪器上使用的分析软件，对一些没有脑电图经验的医护人员来说应是好用的，以便轻松地在脑电追踪中添加注释。在相同的情况下，应该提供"按钮"可能性（标识临床有意义的事件）。由于 ICU 脑电图需要随时解读，因此理想的采集机应接入网络并可随时从工作/阅读站访问。

2.1.5.4 数据储存

数据储存也是一个重要的问题。长时间连续的脑电图记录产生大量的信息需要储存。储存全部脑电图形还是仅储存相关的视频部分需要一个折中方案。没有达成最佳的数据备份共识（CD、DVD、硬盘、安全网络等）。虽然后者似乎提供了最好的安全性，但具体利弊必须由每个医院的信息团队根据可行性进行权衡。

2.1.5.5　视频

强烈推荐在每个ICU监测中安装视频监控。很多干扰在没有相关的视频下不能确定。例如，万一患者癫痫发作，可仔细分析脑电活动与临床的相关性。推荐使用一个广角的高分辨率相机。变焦范围至少可以看到患者的脸和手臂。因为脑电设备经常被移动，固定框架应定期检查和校正。

2.1.6　床旁脑电图：ICU中的实践问题

每次脑电图记录之前，应该要注意一些与ICU高度相关的实践问题。在ICU中有很多外部因素影响患者的脑电图，因此要做出解释。

2.1.6.1　体温

众所周知，即使大脑没有病变，温度下降也可使脑电活动逐渐变慢，最后脑电活动被抑制（Mezrow et al.，1994），但直至30℃也不会带来严重的临床问题。实际上，在对47例深低温下进行主动脉手术的患者展开的一系列研究中，首先在平均温度29.4℃（±3℃）的情况下，EEG背景波中出现连续的周期性复合波；24.4℃（±4℃）时出现爆发抑制模式；然后在17.8℃（±4℃）时出现完全的脑电沉默（Stecker et al.，2001）。例如，在脑缺氧后（Rossetti et al.，2012），在亚低温治疗温度在32～33℃时仍可记录到脑电，解释时应该考虑到体温和相关镇静药物（这方面看起来占很重的比例）可减慢脑电波和降低脑电振幅。

2.1.6.2　药物

镇静药物、抗精神病药物、抗癫痫药物和所有对中枢神经有影响的药物都可改变脑电图图形。ICU的患者尤其易暴露在这些药物下，因而所有的药物应该被列出和知晓。

2.1.6.3　颅骨缺失

颅骨缺失，小到钻孔，大到去除颅骨，都会引起"节律的破坏"（主要焦点在快速活动），如未知其特性，可能会产生误导。颅骨缺失的大小和节律破坏的严重性之间的相关性尚不清楚。

2.1.6.4　肌肉活动

没有反应的患者可以出现各种各样的不自主活动，像肌痉挛或震颤，它们会产生明显的伪迹。假如监测的脑电因为运动伪迹而不能解析，建议给予短暂的肌肉阻滞（Chatrian et al.，1996）。短效剂是首选，如维库溴铵或琥珀酰胆碱。只有专业的医护人员才能给予这些药物，这是常见的做法。同时添加小剂量的镇静剂，不影响整个记录的结构。

2.1.6.5　电气设备

在ICU里，考虑患者需要高技术支持治疗，因此电子干扰来源于许多设备。如果在脑电曲线上出现不一致的结果，那么这些设备则被视为产生伪迹的源头，例如，机械呼吸机、外部心脏支持、透析装置、电动床、抗疤痕床垫或输注泵。

2.1.6.6　反应性评估（参见第 5 章）

对于意识损害患者的脑电图检查，每次都应该做反应性评估，考虑刺激可能会导致颅内压升高者除外（Young，2000）。脑电背景的反应性与意识恢复潜力相关（Young et al.，1999），尤其在缺氧性脑损伤者中（Rossetti et al.，2010）。每个刺激都应该在脑电图的轨迹中可清楚看到，最开始给予听觉刺激（大声呼唤，远离电极的拍掌），接下来（在灯光下）睁眼，然后再给予伤害性刺激，首选在躯干上给予疼痛刺激。实际上，发热、局灶性压迫性神经病、脊髓损伤和中风在四肢上实施伤害刺激是不可靠的，而轴线部位多数在大脑中代表双侧。摩擦胸骨、按压眉弓上的眶上神经和下颌前移都将产生脑电伪迹。我们建议捻乳头，因为它可提供强烈的伤害性刺激而不产生伪迹。为了使患者的脑电恢复到基线，我们还建议刺激间隔不低于 20 秒。

2.1.6.7　脑电图长度：长程脑电还是短程脑电？（参见第 5 章）

这个主要的问题一直未解决，IFCN 也没有一致的推荐（Guérit et al.，1999）。EEG 监测是一项高资源消耗，一方面，一个连续的 EEG 无疑是有吸引力的，而且可以跟踪随访患者后续的脑电活动。最近的研究表明，小样本量心肺复苏后昏迷的患者，用两个间断的 20～30 分钟标准 EEG 预测预后及鉴别癫痫发作的效果要比连续脑电图好（Alvarez et al.，2013）。另一方面，EEG 监测可以发现更多的癫痫（非惊厥性癫痫）（Claassen et al.，2004），而且反复证明了 EEG 对蛛网膜下腔出血（Lindgren et al.，2012）、脑出血（Claassen et al.，2007）或创伤性脑损伤昏迷患者的管理也很重要。一项针对机械通气患者的回顾性研究显示，使用连续 EEG 监测与低死亡率相关（Ney et al.，2013）。总的来说，每一个病例的记录长度需要根据临床情况、EEG 日常可获得性来具体讨论。

18

2.2　诱发电位

诱发电位（evoked potentials，EPs）相当于脑电活动对刺激的改变（Guérit，2005）。这些刺激可以是躯体感觉（体感诱发电位，somatosensory evoked potential，SSEP）、听觉（听觉诱发电位，auditory evoked potential，AEP）或视觉（视觉诱发电位，visual e-voked potential，VEP）。诱发电位有不同类型，这取决于记录的时间："短潜伏期"诱发电位对应于由上升通路和初级皮质产生的信号的记录；"中"或"长"潜伏期诱发电位代表更复杂的大脑网络活动，如"认知"潜力。在日常的临床实践中，短潜伏期的诱发电位被广泛地运用。EP 技术的主要优点是它反映了某些神经通路的功能，从而补充了影像学研究所提供的结构信息。EPs 可以不受镇静药物的影响，而脑电图会受到影响。此外，EPs 得到的数据证明在之后也是有用的。在 ICU 实践中，SSEPs 被广泛使用，AEPs 使用的频率要低得多。因为 VEPs 检测时要求患者注意信号，但他们很难做到，所以不进一步讨论。

2.2.1 总则

诱发电位跟脑电图一样在床旁记录。关于伪迹的实验原则与前文已讲述的一样。需要注意的是，诱发电位通常高度耐受镇静药物及低温。皮层体感诱发电位在镇静水平至脑电图等电位的水平仍可保留（Cruccu et al.，2008），只是可引起潜伏期延长和振幅下降。而在24℃以下时，EEG信号可能消失，皮层体感诱发电位一直持续到21℃，AEPs仅在20℃以下消失（Cruccu et al.，2008）。即使在治疗性低温下，这些温度临界值通常在临床实践中也达不到。然而，EP信号幅度远小于EEG，因此需要多次实验后取平均值，具体的实验次数取决于EP的类型。

EP信号的名称是非常直观的。所有名称都是由一个字母和一个数字组成：字母P或N表示波极性（P为正，N为负），数字是从刺激到波之间的潜伏期时间（以ms为单位）。例如刺激正中神经后获得的主要皮质波是负波，且在电刺激后约20 ms出现，则被称为N20。

2.2.2 体感诱发电位（SSEP）（参见第6章）

体感诱发电位代表了刺激感觉通路（脊髓-丘系系统）的电生理反应。SSEP可以从每一个神经引起，然而正中神经和胫神经是IFCN最广泛使用和推荐的（Maugnière et al.，1999）。在意识障碍患者中，SSEP评估通常仅限于正中神经（Chatrian et al.，1996）。因此，下文将仅描述正中神经的EP刺激。

2.2.2.1 刺激

SSEPS通常通过双极电-经皮神经刺激获得。IFCN的建议是使用两个电极，100～500 μs的单相方波电脉冲（Maugnière et al.，1999）。阳极（正极）应放置在腕部折痕上，阴极（负极）应为近端2 cm（图2.11）。鱼际肌的收缩可作为刺激位置正确的指征。两边都要进行测试。信号的强度应该刚好高于运动阈值。推荐3～5 Hz的刺激率，用于常规应用（Cruccu et al.，2008）；至少试验500次后取平均值。

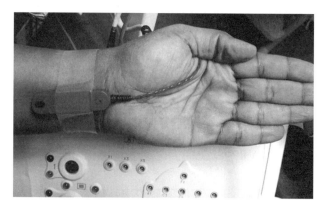

图2.11 体感诱发电位的正中神经刺激案例：阳极（正电极）放在手腕折痕上，阴极应在近端2 cm处

2.2.2.2 记录

用于记录的 EEG 圆盘电极的电阻应小于 5 kΩ。低波滤波器应设置为 3 Hz，高波滤波器设置为 2 000 Hz（Maugnière et al.，1999）。一般来说，SSEPs 记录 3 个水平面，即外周神经、脊髓和皮层（Misulis & Fakhoury，2001a）。

（1）外周电极安放刺激同侧 Erb's 点（Erb 点：锁骨上方 2～3 cm、胸锁乳突肌锁骨头后缘与锁骨形成的角内），也称 EPi（因为同侧 Erb 点）。

（2）脊柱电极置于 C5（或 C6）棘突上，称为 C5s。

（3）使用两个脑电极：一个同侧刺激，称为 CPi；另一个为对侧刺激，称为 CPc。它们位于左侧（标记为 P3'）的 C3 和 P3 之间以及右侧 C4 和 P4 之间（P4'）。

（4）参考电极（Ref）应置于手臂远端或同侧耳上或 Fz 位置。一个非头部参考可能会提供更多的记录信息，但技术上更困难（Cruccu et al.，2008）。

SSEP 导联包括四个通道：

（1）导联 1：CPc-CPi（可选）；

（2）导联 2：CPc-Ref；

（3）导联 3：C5s-Ref；

（4）导联 4：EPi-Ref。

值得注意的是，一些作者推荐了一个导联 CPi-Ref（Misulis & Fakhoury，2001a）（另见第 6 章）。这个通道对于记录一些被称为"远场电位"的更深电位是有用的。它不能为急性期昏迷患者的预后预测提供任何进一步的信息，因此，不建议常规使用。

2.2.2.3 波的名称

重症患者的正中神经 SSEPs 中有用的四个波（图 2.12）如下：

（1）N9：此波在 Erb 点上记录。由于其存在保证了该刺激是有效的且外围感觉系统正在起作用，N9 特别重要。一个 SSEP 如果不存在 N9，则无法解释。

（2）N13：此波在脊髓电极上记录，代表颈髓中背角神经元产生的电位。对于 N9，如果 N13 不存在，则不应解释皮质 SSEP。

（3）N20：此波在顶叶区域记录，由丘脑皮层突触产生。值得注意的是，尽管这个负波（向上）N20 用于临床解释，但由于接下来的正向波（向下）导致可以识别一个小的振幅响应，后者往往是可识别的（见下文）。 [20]

（4）P23：在刺激 23 毫秒后紧随 N20 出现的正向的波。

以下应该说明的重要参数：波的存在与否、波幅度及潜伏期。

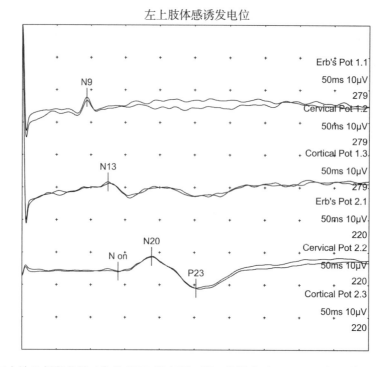

左上肢体感诱发电位

图 2.12 从正中神经刺激获得正常的 SSEP 的案例。第一条线表示 Ref – Erb 点通道，显示为 N9；第二条线代表 Ref – 颈椎通道，显示为 N13；最下面的线代表 Ref – 大脑对侧通道，显示为 N20 和 P23。

2.2.3 听觉诱发电位

听觉诱发电位代表了对听觉信号的听觉通路响应。短潜伏期 AEPs 提供了位于听神经和中脑之间有关发生器的信息。因此，短潜伏期的 AEPs 通常被称为脑干听觉诱发电位（brainstem evoked potentials，BAEPs）。这些可能有助于脑死亡评估（在一些国家），用于评估脑干功能障碍或与其他 EP 结合使用时以确定昏迷病因（Chatrian et al.，1996）。中长期听觉诱发电位在意识障碍患者中使用较少；这些都是"认知"相关电位，尤其是"失匹配负波"或 P300 可能对评估昏迷患者的预后有帮助（Tzovara et al.，2013）。这在第 7 章有介绍。

2.2.3.1 刺激

应该用耳机或耳塞来传递声音。声音通常包含方波"滴答声"，应具有以下这些特性（Misulis & Fakhoury，2001b）：

①刺激持续时间：100 μs。

②刺激频率：8 ～ 10 Hz。

③刺激强度：ICU 通常为 70 dB（Freye，2005）。对侧耳朵使用低于滴答声 40 dB 的白噪音屏蔽。

④对于 SSEP，平均试验 500 次就足够了，BAEP 应该基于 2 000 次刺激。

2.2.3.2　记录

①滤波器的设置：低频滤波器为 10 ～ 30 Hz，高频滤波器为 2 500 ～ 3 000 Hz；

②应放置 4 个电极（Misulis & Fakhoury，2001b）；

③靠近每个耳朵附近（例如，耳垂或乳突），称为 A1 和 A2；

④头皮上的一个顶点，称为 Cz；

⑤最后在 Fz 或头部或身体的其他部位。

BAEP 导联包括两个通道：①Cz – A1；②Cz – A2。

2.2.3.3　波的名称

在 BAEPs 中描述了 5 个波（Israel et al.，1999）（图 2.13）：

①波 I：是刺激同侧所见的第一个波，代表耳蜗附近的听神经产生的信号。

②波 II：通常与波 I 和波 III 不一致（见下文），并且在正常人中可能不存在。它被认为是由靠近耳蜗核的听神经产生的。

③波 III：通常是最显著的波形之一，可能是由脑桥下部（包括上橄榄）的听觉通路产生的。

④波 IV 和波 V：两波通常是同一复合波的一部分，可能由脑桥上部的外侧丘系、中脑的下丘产生。

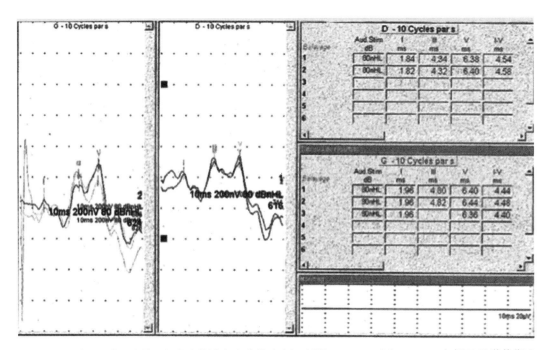

图 2.13　正常的对侧和同侧脑干听觉诱发电位的案例。刺激：80 dB 时为 10 Hz。右侧显示潜伏期和 I ～ V 间期

评估几个波间距离时，考虑其与年龄有关（特别是在儿童中），因此每个 BAEP 实验室应该知道受试者年龄对应的正常值：

①Ⅰ～Ⅴ 波峰间期：它代表从远端听神经到中脑的完整反应。其标准时长为 4.5 ms。

②Ⅰ～Ⅲ 波峰间期：这个间期反映了听神经和脑桥之间的传导。其标准时长为 2～2.5 ms。

③Ⅲ～Ⅴ 波峰间期：它与脑桥到中脑的脑干传导时间有关。它的标准时长是 2～2.5 ms。

每个波的存在也是特别重要的。如果所有的波都缺失，应积极排除技术问题。然而，在严重的听力损失、听神经功能障碍或脑死亡中，各波是完全缺失的。

【致谢】给予罗赛蒂博士支持的瑞士国家科学基金（Grant CR32I3_143780）。

参考文献

Alvarez V, Sierra-Marcos A, Oddo M, et al. , 2013. Yield of intermittent versus continuous EEG in comatose survivors of cardiac arrest treated with hypothermia [J]. Crit Care, 17: R190.

American Clinical Neurophysiology Society, 2006a. Guideline 6: a proposal for standard montages to be used in clinical EEG [J]. J Clin Neurophysiol, 23 (2): 111 – 117.

American Clinical Neurophysiology Society, 2006b. Guideline 3: minimum technical standards for EEG recording in suspected cerebral death [J]. J Clin Neurophysiol, 23 (2): 97 – 104.

American Clinical Neurophysiology Society, 2006c. Guideline 8: guidelines for recording clinical EEG on digital media [J]. J Clin Neurophysiol, 23 (2): 122 – 124.

American Clinical Neurophysiology Society, 2008. Guideline 1: minimum technical requirements for performing clinical electroencephalography [J]. J Clin Neurophysiol, 23 (2): 86 – 91.

Chatrian G E, Bergamasco B, Bricolo A, et al. , 1996. IFCN recommended standards for electrophysiologic monitoring in comatose and other unresponsive states [R]. Report of an IFCN Committee. Electroencephalogr Clin Neurophysiol 99: 103 – 22.

Claassen J, Mayer S A, Kowalski R G, et al. , 2004. Detection of electrographic seizures with continuous EEG monitoring in critically ill patients [J]. Neurology, 62: 1743 – 1748.

Claassen J, Jetté N, Chum F, et al. , 2007. Electrographic seizures and periodic discharges after intracerebral hemorrhage [J]. Neurology, 69: 1356 – 1365.

Cruccu G, Aminoff M J, Curio G, et al. , 2008. Recommendations for the clinical use of somatosensory evoked potentials [J]. Clin Neurophysiol, 119: 1705 – 1719.

Das R R, Lucey B P, Chou SH-Y, et al. , 2009. The utility of conductive plastic electrodes in prolonged ICU EEG monitoring [J]. Neurocrit Care, 10: 368 – 372.

Ebner A, Sciarretta G, Epstein C M, et al. , 1999. EEG instrumentation [M] // Deuschl G, Eisen A. Recommendations for the practice of clinical neurophysiology: guidelines of the International Federation of Clinical Neurophysiology. Amsterdam: Elsevier B. V. : 7 – 10.

Eggins B R, 1993. Skin contact electrodes for medical applications. Analyst, 118: 439 – 442.

Fisch B J, 1999. The generator of the EEG [M] // Fisch & Spehlmann's. EEG primer—basic principles of digital and analog EEG. Amsterdam: Elsevier Ltd: 4 – 9.

Freye E, 2005. Cerebral monitoring in the operating room and the intensive care unit—an introductory for the clinician and a guide for the novice wanting to open a window to the brain. Part Ⅱ: sensory-evoked potentials (SSEP, AEP, VEP) [J]. J Clin Monit Comp, 19: 77 – 168.

Freye E, Levy J, 2005. Cerebral monitoring in the operating room and the intensive care unit: an introductory for the clinician and a guide for the novice wanting to open a window to the brain. Part Ⅰ: The electroencephalogram [J]. J Clin Monit Comp, 19: 1 – 76.

Guérit J M, 2005. Evoked potentials in severe brain injury [J]. Prog Brain Res, 150: 415 – 426.

Guérit J M, Fischer C, Facco E, et al. , 1999. Standards of clinical practice of EEG and EPs in comatose and other unresponsive states [M] // Deutschl G, Eisen A. Recommendations for the practice of clinical neurophysiology: guidelines of the International Federation of Clinical Neurophysiology. Amsterdam: Elsevier B. V. : 119 – 131.

Herman S T, 2013. Equipment for EEG acquisition and review [M] // Laroche S M. Handbook of ICU EEG monitoring. New York: Demos Medical: 4.

Israel H P, Aminoff M, Nuwer M R, et al. , 1999. Short latency auditory evoked potentials [M] // Deuschl G, Eisen A. Recommendations for the practice of clinical neurophysiology: guidelines of the International Federation of Clinical Neurophysiology. Amsterdam: Elsevier B. V. : 69 – 77.

Karakis I, Montouris G D, Otis J A D, et al. , 2010. A quick and reliable EEG montage for the detection of seizures in the critical care setting [J]. J Clin Neurophysiol, 27: 100 – 105.

Klem G H, Lüders H O, Jasper H H, et al. , 1999. The ten-twenty electrode system of the International Federation [M] // Deuschl G, Eisen A. Recommendations for the practice of clinical neurophysiology: guidelines of the International Federation of Clinical Neurophysiology. Amsterdam: Elsevier Science B. V. : 3 – 6.

Kolls B J, Husain A M, 2007. Assessment of hairline EEG as a screening tool for nonconvulsive status epilepticus [J]. Epilepsia, 48: 959 – 965.

Kurtz P, Hanafy K A, Claassen J, 2009. Continuous EEG monitoring: is it ready for prime time?[J]. Curr Opin Crit Care, 15: 99 – 109.

Lindgren C, Nordh E, Naredi S, et al. , 2012. Frequency of non-convulsive seizures and nonconvulsive status epilepticus in subarachnoid hemorrhage patients in need of controlled ventilation and sedation [J]. Neurocrit Care, 17: 367 – 373.

Maugnière F, Allison T, Babiloni C, et al. , 1999. Somatosensory evoked potentials [M] // Deuschl G, Eisen A. Recommendations for the practice of clinical neurophysiology: guidelines of the International Federation of Clinical Neurophysiology. Amsterdam: Elsevier B. V. : 79 – 90.

Mezrow C K, Midulla P S, Sadeghi A M, et al. , 1994. Evaluation of cerebral metabolism and quantitative electroencephalography after hypothermic circulatory arrest and low-flow cardiopulmonary bypass at different temperatures [J]. J Thorac Cardiovasc Surg, 107: 1006 – 1019.

Misulis K E, Fakhoury T, 2001a. Arm somatosensory evoked potentials performance [M] // Misulis K E, Fakhoury T. Spehlmann's evoked potential primer. 3rd ed. Woburn: Butterworth: 91 – 95.

Misulis K E, Fakhoury T, 2001b. Auditory evoked potentials performance [M] // Misulis K E, Fakhoury T. Spehlmann's evoked potential primer. 3rd ed. Woburn: Butterworth: 37 – 44.

Moura L M V R, Shafi M M, Ng M, et al. , 2014. Spectrogram screening of adult EEGs is sensitive and ef-

23

ficient [J]. Neurology, 83: 56 – 64.

Ney J P, van der Goes D N, Nuwer M R, et al., 2013. Continuous and routine EEG in intensive care: utilization and outcomes, United States 2005 – 2009 [J]. Neurology, 81: 1 – 7.

Rossetti A O, Oddo M, Logroscino G, et al., 2010. Prognostication after cardiac arrest and hypothermia a prospective study [J]. Ann Neurol, 67: 301 – 307.

Rossetti A O, Carrera E, Oddo M, 2012. Early EEG correlates of neuronal injury after brain anoxia [J]. Neurology, 78: 796 – 862.

Stecker M M, Cheung A T, Pochettino A, et al., 2001. Deep hypothermic circulatory arrest: I. Effects of cooling on electroencephalogram and evoked potentials [J]. Ann Thorac Surg, 71: 14 – 21.

Tzovara A, Rossetti A O, Spierer L, et al., 2013. Progression of auditory discrimination based on neural decoding predicts awakening from coma. Brain, 136: 81 – 89.

Young G B, 2000. The EEG in coma [J]. J Clin Neurophysiol, 17: 473 – 485.

Young G B, Kreeft J H, McLachlan R S, et al., 1999. EEG and clinical associations with mortality in comatose patients in a general intensive care unit [J]. J Clin Neurophysiol, 16: 354 – 360.

Young G B, Sharpe M D, Savard M, et al., 2009. Seizure detection with a commercially available bedside EEG monitor and the subhairline montage. [J] Neurocrit Care, 11: 411 – 416.

第3章　ICU 患者的何种 EEG 模式值得救治？

Jong Woo Lee[①] 著　吴东宇，张　旭 译

神经重症监护的患者在持续脑电监测中常常可以记录到发作性和周期性脑电模式。因为这些脑电模式存在于非癫痫发作期、发作间期、发作后期，以及连续发作等不同时期，准确识别并予恰当的治疗极具挑战。本章我们将探讨最常见的尖波、节律波、单侧和广泛性周期性放电，以及亚临床癫痫发作的脑电图特征。迄今为止，医学界仍缺乏基于循证指南并针对这些脑电模式的治疗方法，只能提供一些相对合理的治疗方法。对于许多具有不确定性脑电特征的患者，利用持续脑电监测，分阶段密切随访也许可行。

3.1　引言

在重症监护室（ICU）中，由于持续脑电监测的广泛应用，经常能发现发作性、节律性和周期性脑电模式（见第 1 章）。这些脑电特征广泛存在于非癫痫发作期、发作间期和发作期（Chong & Hirsch, 2005）。针对这些脑电模式的治疗方法充满挑战性，在发作期如果没有给予及时的治疗，最终可能导致癫痫发作难以控制或造成进一步的脑损害。对已经耐受抗癫痫药物（antiepileptic drugs, AEDs）的患者进行过于积极的药物治疗将导致诸如药物副作用、药代动力学上的相互作用或镇静作用增强等医源性并发症。

本章将介绍神经重症监护室内最常见的脑电模式。有两个重要的注意事项：治疗方案应根据患者的并发症和疾病严重程度量身定做。例如，具有类似脑损伤和脑电特征的两位患者，一位可以进行静脉注射麻醉药治疗，而另一位患者则不适合该治疗方式；在某些特定的前提条件下，类似的发作性放电导致癫痫发作的风险是不一样的。例如，同样发现周期性单侧痫样放电（periodic lateralized epileptiform discharges, PLEDs），代谢性疾病相对于脑肿瘤或其他结构性脑损伤患者，癫痫发作的风险更小（Orta et al., 2009）。因此，根据脑电模式制定包罗万象的指南是很困难的，尽管如此，我们还是要给出相对合理的一般治疗准则。

---

①J. W. Lee, MD, PhD：The Edward B. Bromfield Epilepsy Program, Department of Neurology, Brigham and Women's Hospital, 75 Francis Street, Boston, MA 02115, USA. e-mail: Jlee38@ partners. org

3.2 尖锐波形

对癫痫患者进行评估时，局灶性孤立棘波或尖波对癫痫即将发作有很高的特异性。患者存在这种放电，意味着癫痫发作的验前概率高，也就是癫痫发作的阳性预测值高，可以作为开始应用抗癫痫药的指征。尽管重症监护室的患者也可能存在类似的局灶性孤立棘波或尖波，但是目前有关这方面正式的系统性研究还是很少。如棘波或尖波的尖锐波形的存在不是癫痫发作高风险的必要条件。例如，有14%的急性缺血性卒中患者出现局灶性棘波或尖波，仅2%的患者有癫痫发作（Carrera et al.，2006）。

确认真正的痫样棘波/尖波同样具有挑战性。接受神经外科手术的患者可有"缺口"节律，它由多种脑电变化组成，包括颞叶中部出现6～11 Hz高幅M样（弓状）节律，以及叠加在局部低幅快活动之上的其他尖锐波形（Cobb et al.，1979）。突出背景并且跨越两个以上电极的放电意味着皮层的易兴奋性，有时，正向尖波也可认为是潜在的痫样波形（Lee et al.，2010），特别是对于存在脑实质缺损的患者。然而，缺口节律也有类似表现，与痫性尖波难以区别。因此没有必要对尖锐波形进行过于积极的治疗。

在少见的情况下，会发现来自于病灶对侧半球、无争议的尖波。其原因尚不清楚，可能是由于占位效应，也可能是以前存在（隐匿性）的对侧半球的损伤，例如，由以前无症状的缺血性损伤形成的瘢痕所致。如果没有临床或电生理指征，无须行抗癫痫药治疗。

3.3 周期性模式（参见第5章）

最先由Cobb和Hill在1950年描述的周期性模式，在神经危重症患者中很常见，临床医生和脑电图医生在考虑如何治疗时常感觉棘手。周期性活动可以出现在无癫痫倾向的脑病患者，也可以出现在癫痫持续状态患者。为了使周期性模式的描述更加标准化，美国临床神经生理学会对其命名分为：单侧周期性放电（lateralized periodic discharges，LPDs）、双侧孤立周期性放电（bilateral independent periodic discharge，BiPDs）、多灶性孤立周期性放电和广泛性周期性放电（generalized periodic discharges，GPDs），取代频繁使用的周期性单侧痫样放电（PLEDs）、双侧周期性单侧痫样放电（biPLEDs）和广泛性周期性痫样放电（generalized periodic epileptiform discharges，GPEDs）。然而，后者在临床和研究领域仍然被广泛使用。

3.3.1 周期性单侧痫样放电/单侧周期性放电（PLEDs/LPDs）

长期以来，PLEDs/LPDs（图3.1）被认为是异常的EEG表现，其确切临床意义仍不清楚（Chong & Hirsch，2005）。PLEDs/LPDs与几乎所有类型的结构异常有关，包括感染性、肿瘤性、缺血性、出血性和缺氧性，因此，其对应的病理改变无特异性。PLEDs/LPDs一般意味着预后不良，特别是肿瘤患者（Fitzpatrick & Lowry，2007；Orta et al.，2009）。PLEDs 与 60%～70% 的患者的癫痫发作有关（Orta et al.，2009；Gaspard et al.，2013），更早期的研究报告甚至高达 90%（Snodgrass et al.，1989）。然而，目前还不清楚 PLEDs 到底是发作期的表现、发作间期的表现、发作后期的表现，还是脑损伤的并发症。这些特征与葡萄糖代谢（Handforth et al.，1994）和脑血流量（Assal et al.，2001；Ergun et al.，2006）增加有关，也有研究认为它们是与临床癫痫发作明确相关的脑电表现（Singh et al.，2005）。上述研究提示至少有部分是明确的发作期表现，需要用抗癫痫药靶向治疗（Garzon et al.，2001；Hughes，2010）。另一方面，有研究称慢性 PLEDs 患者在癫痫发作时，发作期放电不同于 PLEDs，发作期 PLEDs 是消失的（Westmoreland et al.，1986），表明 PLEDs（同样）是一种发作间期表现。因此，有研究者反对常规治疗具有此模式的患者，除非可以确定它们是真正的发作期表现而非发作间期表现（Rossetti & Oddo，2010）。由于抑制性精神状态的患者也普遍存在 PLEDs，因此确定 PLEDs 是否在发作期也具有挑战性。

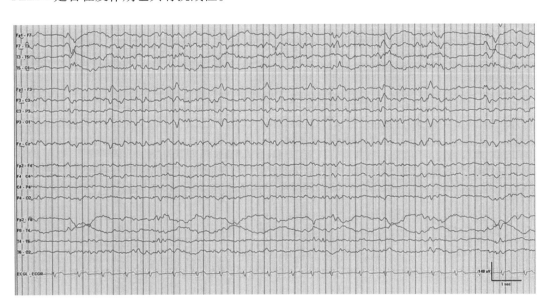

图 3.1 一例 84 岁单纯疱疹病毒性脑炎男性患者。EEG 显示左侧的单侧周期性放电（PLEDs/LPDs）

我们建议：所有存在 PLEDs 的患者给予常规的非镇静类抗癫痫药治疗，除非观察到明确的发作期脑电表现或临床症状，否则无须升级治疗。为了鉴别与癫痫发作有关的 PLEDs 脑电特征，需要正确区分 PLEDs 和 PLEDs +（Reiher et al.，1991）（图 3.2）。后者表现为短暂的局灶性节律性放电，并且与癫痫发作关系密切。另一个与 PLEDs 相关的脑电发现是：频率随时间的推移呈周期性变化——递增和递减，形成一种"手风琴"样的外观。此类患者可能需要更积极的治疗。

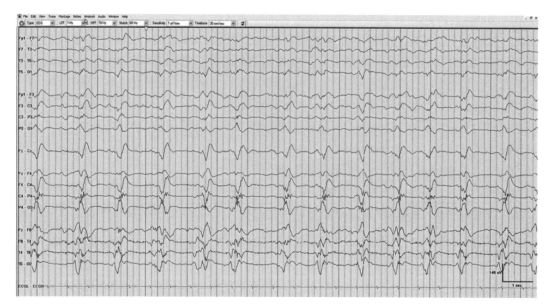

图3.2 一例78岁脑卒中后癫痫发作的男性患者。EEG 显示右侧的 PLEDs 以及叠加的局灶性快速节律性放电，符合 PLEDs +

虽然 ICU 患者出现癫痫发作最常见的表现是微小运动，在少数情况下，癫痫发作可能会出现"阴性"临床表现。例如，发作期失语症（Herskovitz & Schiller, 2012），可以出现 PLEDs 而没有明确的癫痫发作的脑电表现。其失语临床症状和 PLEDs 是发作期的而非发作后期表现，因此会建议用抗癫痫药物治疗。类似的 PLEDs 引起发作期偏瘫也有报道（Murahara et al., 2013）。总之，由于抑制 PLED 有导致耐药的倾向，是否有治疗价值证据尚不足，完全抑制的过度用药风险很大。

严重的单侧脑部病变患者可能出现假性 PLEDs 的结果，这是因为受损半球严重的病理损害会抑制广泛性周期放电，导致在健侧半球出现 PLED 样的脑电模式。此类患者不需要积极的抗癫痫药物治疗。

3.3.2　双侧周期性单侧痫样放电/双侧独立周期性放电（BiPLEDs/BiPDs）

BiPLEDs/BiPDs 的定义是在两个半球中独立且同时存在的周期性放电（Brenner & Schaul, 1990）。BiPLEDs/BiPDs 最常见于脑卒中、缺氧性脑损伤或中枢神经系统感染性疾病（De la Paz & Brenner, 1981），其出现率远低于 PLEDs；由于 BiPLEDs/BiPDs 出现癫痫发作、意识障碍和死亡的风险更高，通常预示着更严重的临床状态（De la Paz & Brenner, 1981）。因此，尽管两者的抗癫痫药物治疗总体思路是相同的，但它应比 PLEDs 更重视癫痫发作的可能。

29

3.3.3　广泛性（全面性）周期性痫样放电/广泛性（全面性）周期性放电（GPEDs/GPDs）

GPEDs/GPDs 是以规则或接近规则的间隔重复发生的同步双侧放电。在周期性放电中，其模式最难分析，因其通常跨越了非癫痫期到癫痫持续状态的范围，有时持续时间很短。GPEDs 是非特异性的，几乎见于所有任何原因引起抑制性精神状态的患者。虽然缺氧性/代谢性或感染性病因以前被认为是最常见的病因（Husain et al.，1999；Yemisci et al.，2003），但最近一项大型调查发现，急性脑损伤（44%）、急性全身性疾病（38%）和心脏骤停（15%）与其相关（Foreman et al.，2012）。该研究组还称：与进行脑电监测的对照组对比，GPEDs 同样与非惊厥性癫痫发作或非惊厥性癫痫持续状态有关。

然而，具有"三相波"特征的 GPEDs 患者（Markand，2003）（图 3.3），癫痫发作的风险较低；每 1～2 Hz 的复合波具有明显的负偏转放电，常伴有前后或后前的相位滞后（Brenner & Schaul，1990）。美国临床神经生理学会将"三相波"更正式地定义为两相（正 - 负）或三相（负 - 正 - 负）的复合波，每相都比前一相时限长（Hirsch et al.，2013）。一般来说，仅凭波形确定 GPEDs 是否与癫痫发作相关或是代谢性疾病的结果，是非常困难甚至是不可能的（Husain et al.，1999）。GPEDs 以高于 3 Hz 或 4 Hz 的频率放电通常被认为具有发作期特征（Young et al.，1996；Kaplan，2007）（图 3.4）。有研究者建议，静脉注射具有"挑战"剂量的苯二氮卓类药物可能揭示这种周期模式的本质：临床或无争议的电生理改善（Jirsch & Hirsch，2007）将证明它是一种发作期表现。在现实中，上述治疗方式很难执行，这是因为苯二氮卓类药物会让发作期和非发作期的 GPEDs 在脑电图上消失。此外，苯二氮卓类药物会在这两种情况下抑制精神状态，使得观察临床症状改善同样极具挑战性。

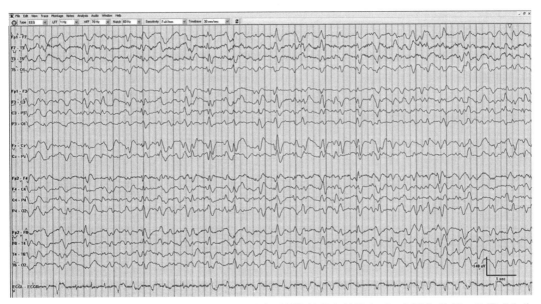

图 3.3　一例 61 岁肝性脑病男性患者。EEG 显示广泛周期性放电并具有"三相波"特征，此模式为非发作期脑电表现

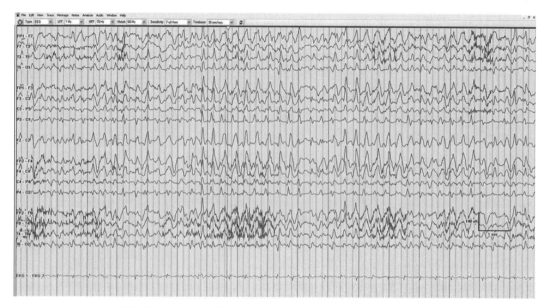

图 3.4　一例 64 岁心脏骤停后的女性患者。EEG 显示同步的广泛周期性放电伴细小的眼动，符合发作期表现

总之，此模式的抗癫痫药物治疗必须进行仔细的临床和病理生理学评估。例如，单纯代谢性疾病导致的具有三相波特征的 GPEDs，如果没有临床症状，无须行抗癫痫药物治疗，而其他具有明显临床表现（癫痫持续状态）的 GPEDs（Husain et al.，1999）应进行积极治疗。

3.4　节律性活动（参见第 5 章）

Cobb（1945）最先描述了经常在 δ 带出现的间歇性节律活动。成人急性脑病最常见的模式是额叶间歇性节律性 δ 活动（frontal intermittent rhythmic delta activity，FIRDA）（Zurek et al.，1985）。虽然最初认为是由中线深部病变导致颅内压升高所致，但它也是一种非特异性模式，可见于多种结构性和代谢性疾病，与癫痫发作的风险无关（Accolla et al.，2011；Brigo，2011）。因此，不建议使用抗癫痫药物治疗 FIRDA。枕叶间歇性节律性 δ 活动（occipital intermittent rhythmic delta activity，OIRDA）与儿童遗传性（特发性全身性）癫痫（Gullapalli & Fountain，2003）有关。而颞叶间歇性节律性 δ 活动（temporal intermittent rhythmic delta activity，TIRDA）则与特定的疾病——颞叶内侧癫痫有关（Reiher et al.，1989），也与癫痫发作相关（Reiher et al.，1989；Normand et al.，1995）。ICU 患者中 OIRDA 和 TIRDA 均常见。

最近有一项研究探讨单侧节律性 δ 活动（lateralized rhythmic delta activity，LRDA）的意义，其表现是单侧或双侧不对称的、具有一致形状的重复性 δ 波（Hirsch et al.，2013）。约 5% 的持续脑电监测的患者可出现 LRDA（Gaspard et al.，2013），通常表现为额颞区 1 min 或更短的短暂性爆发。此特征可以独立预测急性病的非惊厥性癫痫发作。

LRDA 患者的癫痫发作率约为 63%，与单侧周期性放电相似。另一方面，非节律性多形 δ 波不能预测癫痫发作。目前没有足够的证据来确定 LRDA 是否应该给予常规抗癫痫药治疗。与 PLEDs 不同的是，没有证据表明 LRDA 具有发作期性质，它可能仅仅是严重的局灶性脑损伤的一个标志。

3.5　刺激诱发的节律性、周期性或发作性放电（SIRPIDs）（参见第 5 章）

约 20% 的持续脑电监测的 ICU 患者可发现在发作期 - 发作间期均出现刺激诱发的节律性、周期性或发作性放电（stimulus-induced rhythmic, periodic, or ictal discharges, SIRPIDs。近一半的患者可有临床或亚临床/电生理癫痫发作，局灶或发作期出现 SIRPIDs 者更易发生癫痫持续状态（Hirsch et al.，2004）。另一项研究显示由于局部脑血流量并没有增加，因此反对积极治疗（Zeiler et al.，2011）。本中心的经验表明，SIRPIDs 是一种过渡性的、不稳定的脑电模式，要么演变成更明确的发作期模式，要么更常见地随时间消散，两者都会丧失刺激诱发的特点。我们的建议是给予常规的非镇静类抗癫痫药治疗。如果此类药物已经开具，不建议进一步升级治疗。尽管缺乏确凿的证据，我们仍要求对患者的刺激要最小化，除非医学上必须如此。心脏骤停后，SIRPIDs 意味着预后不良（Alvarez et al.，2013），但在其他情况下，预后尚未确定。

3.6　非惊厥性癫痫

非惊厥性癫痫（nonconvulsive seizures，NCS）在 ICU 中很常见，有 18% ～ 35% 的患者出现 NCS（Privitera et al.，1994；Claassen et al.，2004），其中又有多达 75% 的患者出现非惊厥性癫痫持续状态（nonconvulsive status epilepticus，NCSE）（Jordan，1992）（见第 4 章）。由于在发作期 - 发作间期均可出现，NCS 的确定具有很大的挑战性。Young 等（1996）（表 3.1）提供了一个确定 NCS 的标准。此标准已被其他研究团队进行了改良，更强调频率、位置演变的重要性，而不再强调幅度变化（Chong & Hirsch，2005）（图 3.5）。

表 3.1　脑电发作或非惊厥性癫痫的 Young 标准。至少符合 1 条主要标准以及至少 1 条次要标准（放电持续时间 > 10 s）为满足标准（Young & Jordan，1996）

	主要标准
A.	重复性广泛或局灶性棘波、尖波、每秒多于 3 次的棘慢波或尖慢波复合波
B.	重复性广泛或局灶性棘波、尖波、每秒少于 3 次的棘慢波或尖慢波复合波，并且符合次要标准 d
C.	连续节律波并且符合次要标准 a～c，包括或不包括次要标准 d
	次要标准
（a）	递增性发作：幅度增加和/或频率增加或减慢
（b）	递减性发作：幅度或频率降低
（c）	放电后减速或幅度衰减
（d）	抗癫痫药物治疗后临床症状或基线脑电显著改善

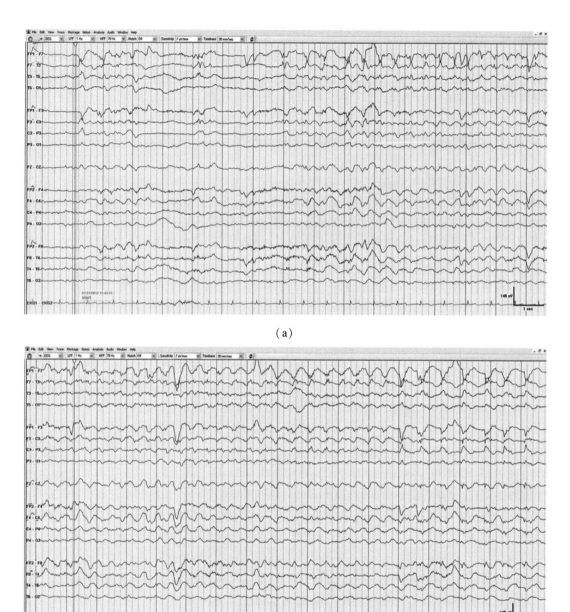

（a）

（b）

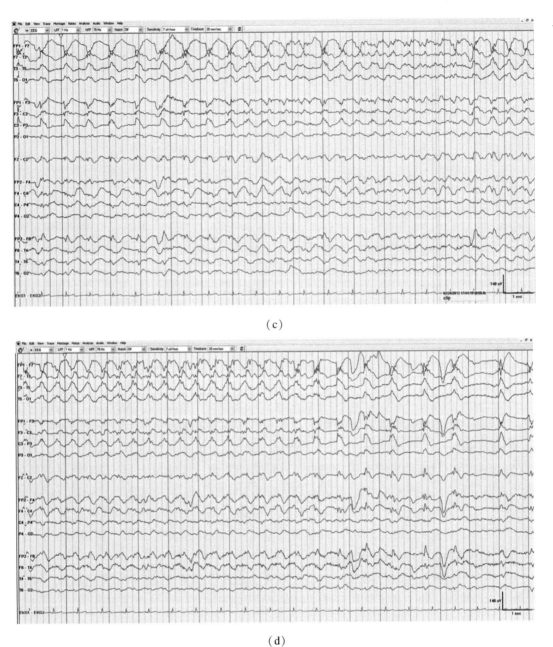

（c）

（d）

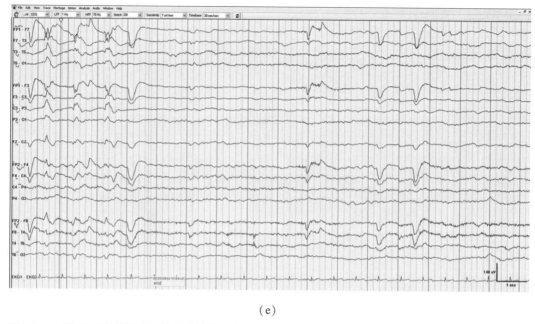

（e）

图3.5　一例63岁行脑膜瘤切除术的男性患者。EEG（a～e）显示左前部波形形态和频率的演变，符合非惊厥性癫痫表现

目前仍未确定是 NCS 和 NCSE 单独引起神经元损伤，还是其仅为神经元损伤的并发症。在 ICU 中，NCSE 与高死亡率有关，大部分的 NCS 是疾病本身所致，而非癫痫发作所致（Drislane，2006；Rossetti et al.，2006）。事实上，没有证据表明在进行性疾病消失后出现癫痫持续状态的患者有明显的神经认知功能恶化（Adachi et al.，2005），若积极治疗可能引起医源性疾病。但也有研究显示有害影响的出现与 NCS 有关，例如，脑出血患者病变扩大可以出现 NCS（Claassen et al.，2007）；脑外伤患者颅内压和乳酸 – 丙酮酸比值增高（Vespa et al.，2007）以及海马萎缩（Vespa et al.，2010）可以出现 NCS。不过，其因果关系的性质仍不清楚。

至少常规抗癫痫药治疗对所有 NCS 患者是合理的。是否升级治疗需要进行逐个病例分析。一般来说，很少用插管和静脉注射麻醉药物来治疗这种脑电模式的患者。

3.7　缺氧性脑损伤

在引入低温治疗之前，癫痫持续状态是缺氧性脑损伤预后不良的预测因素（Rossetti et al.，2007）。尤其是肌阵挛癫痫持续状态被认为是濒死表现（Wijdicks et al.，1994）。在这些患者中，针对 EEG 痫样模式的治疗是徒劳的。低温治疗的开展引起了对相关脑电模式的关注。9%～33% 的患者低温治疗时常见癫痫发作，（Rundgren et al.，2010；Mani et al.，2012；Rittenberger et al.，2012；Crepeau et al.，2013），通常在早期、冷却或复温期间出现（Rittenberger et al.，2012；Crepeau et al.，2013）。尽管用了抗癫痫药治疗，缺氧后癫痫持续状态仍然是预后不良的独立预测指标（Rittenberger et al.，2012；Crepeau et al.，2013；Legriel et al.，2013）。不过，有研究显示少数缺氧后出现癫痫持续状态的患者，包括肌阵挛状态，生存期超过植物状态患者（Rossetti et al.，2009；Lucas et al.，2012）。

有脑电发作、进行低温治疗的患者最佳的抗癫痫药物治疗方案尚不清楚。一方面，癫痫发作的存在，特别是肌阵挛癫痫持续状态，仍然预示预后不良。另一方面，尚不清楚癫痫发作是否会进一步损害已经严重受损的大脑。尤其是仅在复温时出现癫痫发作但又有其他良好预后征象（如脑干反射、脑电图的反应性、体感诱发电位完好）的患者，静脉注射药物（例如咪达唑仑）的方法已经应用，再加上适当剂量的经典抗癫痫药治疗来抑制癫痫发作，至少在某些有限的时间内可行（参见第 5 章）。

3.8 一般性准则

在许多情况下，ICU 中常见的尖锐的、节律性或周期性的放电，在非癫痫发作、发作间期、发作后期和发作期很难区分。无论如何强调都不为过——应尽可能寻找那些潜在恶性模式的病因，如果可能的话，应在用抗癫痫药物进行单纯对症治疗之前彻底改变治疗方案。图 3.6 显示的 EEG 是一例 64 岁终末期肾脏疾病的女性患者，在家中癫痫发作，有右侧硬膜下血肿。最初，右额叶可见细小的脑电发作，此时并没有临床表现（图 3.6a～图 3.6d），给予常规的抗癫痫药（苯妥英钠）治疗。患者拒绝透析，5 天后发现嗜睡和肌阵挛增加。脑电图显示高幅 GPEDs（图 3.6e），由此增加了第二个（左乙拉西坦）和第三个（丙戊酸）抗癫痫药，没有任何作用。最后，重新建立肾脏透析，停用两个抗癫痫药，脑电图也恢复正常（图 3.6f）。此病例表明，最初针对痫样模式先进行恰当的对症治疗（硬膜下血肿导致的癫痫发作），随后（最终）治疗根本的病因（肾衰竭），可能比升级抗癫痫药物更有效。

35

36

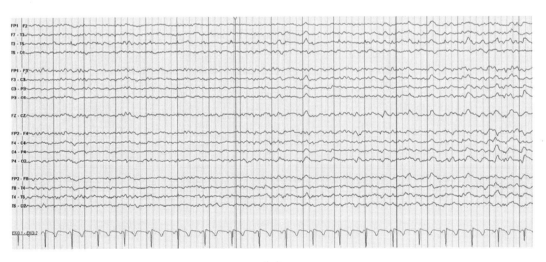

（a）

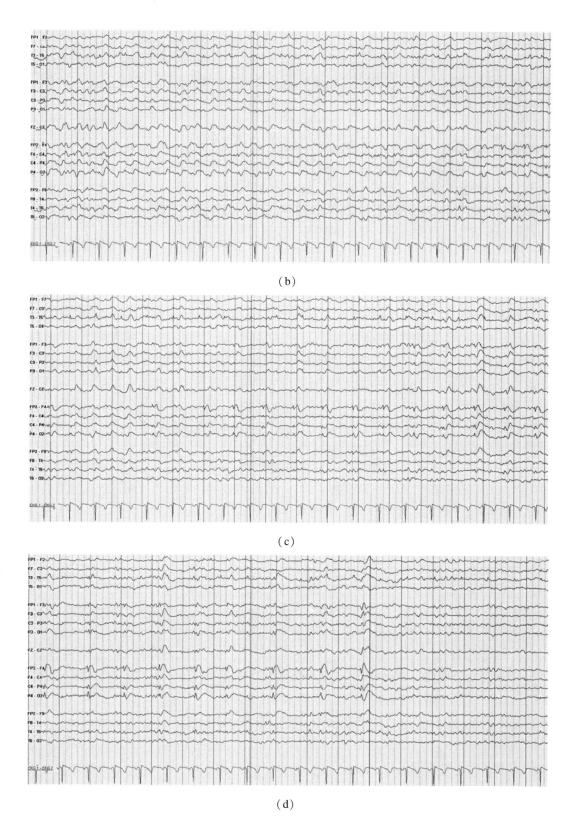

（b）

（c）

（d）

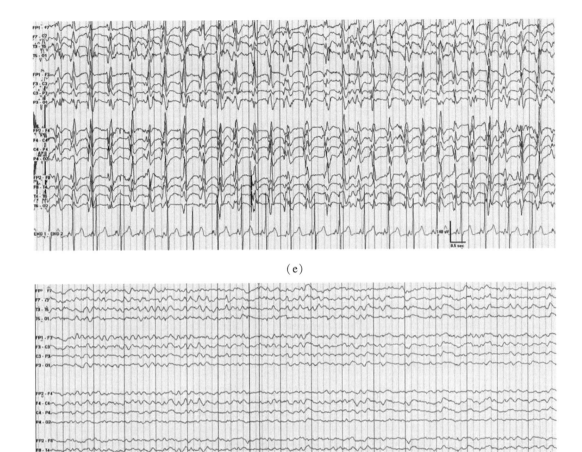

（e）

（f）

图 3.6　一例 64 岁终末期肾脏疾病、右侧硬膜下血肿女性患者，最初，EEG（a～d）显示右额叶可见
　　　　细小的脑电发作。e 为拒绝肾脏透析 5 天后，EEG 显示高幅 GPEDs（或 GPDs）。f 为肾脏透析
　　　　后，EEG 显示周期性模式消失

　　尽管普遍提倡快速处理癫痫持续状态（第 4 章），但是对于具有不确定脑电模式的
患者，最好采取缓和的治疗。首先，抗惊厥药物在治疗危重患者时存在潜在缺陷
（Naidech et al.，2005）。其次，积极治疗 NCS 甚至是 NCSE 能否改善预后仍不确定，这
是因为有研究者提出非惊厥性癫痫活动可能是大脑受伤后的并发症，至少部分患者是如
此（Bauer & Trinka，2010）。考虑到药物的易用性——服用方便并且相对低毒，可以对
不确定脑电节律的患者应用相对低剂量的常规非镇静类抗癫痫药物。之后，严密监测，
先不升级治疗直到不确定模式被确定为"恶性"或痫样模式，相比一开始就升级抗癫痫
药是更好的治疗策略。事实上，大部分不确定模式会转变为清晰的、非痫性模式。今后
的研究应明确哪些脑电特征会发展成需要升级治疗的发作期脑电模式。

38 参考文献

Accolla E A, Kaplan P W, Maederingvar M, et al., 2011. Clinical correlates of frontal intermittent rhythmic delta activity (FIRDA) [J]. Clin Neurophysiol, 122 (1): 27 – 31.

Adachi N, Kanemoto K, Muramatsu R, et al., 2005. Intellectual prognosis of status epilepticus in adult epilepsy patients: analysis with Wechsler Adult Intelligence Scale-revised [J]. Epilepsia, 46 (9): 1502 – 1509.

Alvarez V, Oddo M Rossetti A O, et al., 2013. Stimulus-induced rhythmic, periodic or ictal discharges (SIRPIDs) in coma-tose survivors of cardiac arrest: characteristics and prognostic value [J]. Clin Neurophysiol, 124 (1): 204 – 208.

Assal F, Papazyan J P, Slosman D O, et al., 2001. SPECT in periodic lateralized epileptiform discharges (PLEDs): a form of partial status epilepticus?[J]. Seizure, 10 (4): 260 – 265.

Bauer G, Trinka E, 2010. Nonconvulsive status epilepticus and coma [J]. Epilepsia, 51 (2): 177 – 190.

Brenner R P, Schaul N, 1990. Periodic EEG patterns: classification, clinical correlation, and pathophysiology [J]. J Clin Neurophysiol, 7 (2): 249 – 267.

Brigo F, 2011. Intermittent rhythmic delta activity patterns [J]. Epilepsy Behav, 20 (2): 254 – 256.

Carrera E, Michel P, Despland P A, et al., 2006. Continuous assessment of electrical epileptic activity in acute stroke [J]. Neurology, 67 (1): 99 – 104.

Chong D J, Hirsch L J, 2005. Which EEG patterns warrant treatment in the critically ill? Reviewing the evidence for treatment of periodic epileptiform discharges and related patterns [J]. J Clin Neurophysiol, 22 (2): 79 – 91.

Claassen J, Mayer S A, Kowalski R G, et al., 2004. Detection of electrographic seizures with continuous EEG monitoring in critically ill patients [J]. Neurology, 62 (10): 1743 – 1748.

Claassen J, Jette N, Chum F, et al., 2007. Electrographic seizures and periodic discharges after intracerebral hemorrhage [J]. Neurology, 69 (13): 1356 – 1365.

Cobb W A, 1945. Rhythmic slow discharges in the electroencephalogram [J]. J Neurol Neurosurg Psychiatry, 8: 65 – 78.

Cobb W, Hill D, 1950. Electroencephalogram in subacute progressive encephalitis [J]. Brain, 73 (3): 392 – 404.

Cobb W A, Guiloff R J, Cast J, et al., 1979. Breach rhythm: the EEG related to skull defects [J]. Electroencephalogr Clin Neurophysiol, 47 (3): 251 – 271.

Crepeau A Z, Rabinstein A A, Fugate J E, et al., 2013. Continuous EEG in therapeutic hypothermia after cardiac arrest: prog-nostic and clinical value [J]. Neurology, 80 (4): 339 – 344.

De la Paz D, Brenner R P, 1981. Bilateral independent periodic lateralized epileptiform discharges. Clinical significance. [J] Archives of Neurology, 38 (11): 713 – 715.

Drislane F W, 2006. Who's afraid of status epilepticus?[J]. Epilepsia, 47 (1): 7 – 9.

Ergun E L, Salanci B V, Erbas B, et al., 2006. SPECT in periodic lateralized epileptiform discharges (PLEDs): a case report on PLEDs [J]. Ann Nucl Med, 20 (3): 227 – 231.

Fitzpatrick W, Lowry N, 2007. PLEDs: clinical correlates [J]. Can J Neurol Sci, 34 (4): 443 – 450.

Foreman B, Claassen J, Abou K K, et al., 2012. Generalized periodic discharges in the critically ill: a case control study of 200 patients［J］. Neurology, 79（19）: 1951 – 1960.

Garzon E, Fernandes R M, Sakamoto A C, et al. , 2001. Serial EEG during human status epilepticus: evidence for PLED as an ictal pattern. Neurology, 57（7）: 1175 – 1183.

Gaspard N, Manganas L, Rampal N, et al. , 2013. Similarity of lateralized rhythmic delta activity to periodic lateralized epileptiform discharges in critically ill patients. ［J］JAMA Neurol, 70（10）: 1288 – 1295.

Gullapalli D, Fountain N B, 2003. Clinical correlation of occipital intermittent rhythmic delta activity［J］. J Clin Neurophysiol, 20（1）: 35 – 41.

Handforth A, Cheng J T, Mandelkern M A, et al. , 1994. Markedly increased mesiotemporal lobe metabolism in a case with PLEDs: further evidence that PLEDs are a manifestation of partial status epilepticus. ［J］Epilepsia, 35（4）: 876 – 881.

Herskovitz M, Schiller Y, 2012. Prolonged ictal aphasia: a diagnosis to consider［J］. J Clin Neurosci, 19（11）: 1605 – 1606.

Hirsch L J, Claassen J, Mayen S A, et al. , 2004. Stimulus-induced rhythmic, periodic, or ictal discharges（SIRPIDs）: a common EEG phenomenon in the critically ill. Epilepsia, 45（2）: 109 – 123.

Hirsch L J, LaRoche S M, Gaspard N, et al. , 2013. American Clinical Neurophysiology Society's Standardized Critical Care EEG Terminology: 2012 version［J］. J Clin Neurophysiol, 30（1）: 1 – 27.

Hughes J R, 2010. Periodic lateralized epileptiform discharges: do they represent an ictal pattern requiring treatment?［J］. Epilepsy Behav, 18（3）: 162 – 165.

Husain A M, Mebust K A, Redtke R A, et al. , 1999. Generalized periodic epileptiform discharges: etiologies, relationship to status epilepticus, and prognosis［J］. J Clin Neurophysiol, 16（1）: 51 – 58.

Jirsch J, Hirsch L J, 2007. Nonconvulsive seizures: developing a rational approach to the diagnosis and management in the critically ill population［J］. Clin Neurophysiol, 118（8）: 1660 – 1670.

Jordan K G, 1992. Nonconvulsive seizures（NCS）and non-convulsive status epilepticus（NCSE）detected by continuous EEG monitoring in the neuro ICU［J］. Neurology, 42（Suppl 3）: 194 – 195.

Kaplan P W, 2007. EEG criteria for nonconvulsive status epilepticus［J］. Epilepsia, 48（Suppl 8）: 39 – 41.

Lee J W, Tanaka N, Shiraishi H, et al. , 2010. Evaluation of postoperative sharp waveforms through EEG and magnetoencephalograph［J］. J Clin Neurophysiol, 27（1）: 7 – 11.

Legriel S, Hilly-Ginoux J, Rescherigon M, et al. , 2013. Prognostic value of electrographic postanoxic status epilepticus in comatose cardiac-arrest survivors in the therapeutic hypothermia era［J］. Resuscitation, 84（3）: 343 – 350.

Lucas J M, Cocchi M N, Salciccioli J, et al. , 2012. Neurologic recovery after therapeutic hypothermia in patients with post-cardiac arrest myoclonus［J］. Resuscitation, 83（2）: 265 – 269.

Mani R, Schmitt S E, Mazer M, et al. , 2012. The frequency and timing of epileptiform activity on continuous electroencephalogram in comatose post-cardiac arrest syndrome patients treated with therapeutic hypothermia［J］. Resuscitation, 83（7）: 840 – 847.

Markand O N, 2003. Pearls, perils, and pitfalls in the use of the electroencephalogram［J］. Semin Neurol, 23（1）: 7 – 46.

Murahara T, Kinoshita M, Usami K, et al. , 2013. Prolonged ictal monoparesis with parietal periodic lateralised epileptiform discharges（PLEDs）［J］. Epileptic Disord, 15（2）: 197 – 202.

39

Naidech A M, Kreiter K T, Janjua N, et al. , 2005. Phenytoin exposure is associated with functional and cognitive disability after subarachnoid hemorrhage [J]. Stroke, 36 (3): 583 – 587.

Normand M M, Wszolek Z K, Klass D W, et al. , 1995. Temporal intermittent rhythmic delta activity in e-lectroencephalograms [J]. J Clin Neurophysiol, 12 (3): 280 – 284.

Orta D S, Chiappa K H, Quiroz A Z, et al. , 2009. Prognostic implications of periodic epileptiform dischar-ges [J]. Arch Neurol, 66 (8): 985 – 991.

Privitera M, Hoffman M, Moore J L, et al. , 1994. EEG detection of nontonic-clonic status epilepticus in pa-tients with altered consciousness [J]. Epilepsy Res, 18 (2): 155 – 166.

Reiher J, Beaudry M, Leduc C P, et al. , 1989. Temporal intermittent rhythmic delta activity (TIRDA) in the diagnosis of complex partial epilepsy: sensitivity, specificity and predictive value [J]. Can J Neurol Sci, 16 (4): 398 – 401.

Reiher J, Rivest J, Maison F G, et al. , 1991. Periodic lateralized epileptic-form discharges with transitional rhythmic discharges: association with seizures [J]. Electroencephalogr Clin Neurophysiol, 78 (1): 12 – 17.

Rittenberger J C, Popescu A, Brenner R P, et al. , 2012. Frequency and timing of nonconvulsive status epi-lepticus in comatose post-cardiac arrest subjects treated with hypothermia [J]. Neurocrit Care, 16 (1): 114 – 122.

Rossetti A O, Oddo M, 2010. The neuro-ICU patient and electroencephalography paroxysms: if and when to treat [J]. Curr Opin Crit Care, 16 (2): 105 – 109.

Rossetti A O, Hurwitz S, Logroscino G, et al. , 2006. Prognosis of status epilepticus: role of aetiology, age, and consciousness impairment at presentation [J]. J Neurol Neurosurg Psychiatry, 77 (5): 611 – 615.

Rossetti A O, Logroscino G, et al. , 2007. Status epilepticus: an independent outcome predictor after cerebral anoxia [J]. Neurology, 69 (3): 255 – 260.

Rossetti A O, Oddo M, Freeman M L, et al. , 2009. Predictors of awakening from postanoxic status epilepti-cus after therapeutic hypothermia [J]. Neurology, 72 (8): 744 – 749.

Rundgren M, Westhall E, Friberg H, et al. , 2010. Continuous amplitude-integrated electroencephalogram predicts outcome in hypothermia-treated cardiac arrest patients [J]. Crit Care Med, 38 (9): 1838 – 1844.

Singh G, Wright M A, Sander J W, et al. , 2005. Periodic lateralized epileptiform discharges (PLEDs) as the sole electrographic correlate of a complex partial seizure [J]. Epileptic Disord, 7 (1): 37 – 41.

Snodgrass S M, Tsuburaya K, Ajmone-Marsan C, et al. , 1989. Clinical significance of periodic lateralized epileptiform discharges: relationship with status epilepticus [J]. J Clin Neurophysiol, 6 (2): 159 – 172.

Vespa P M, Miller C, Mcarthur D, et al. , 2007. Nonconvulsive electrographic seizures after traumatic brain injury result in a delayed, prolonged increase in intracranial pressure and metabolic crisis [J]. Crit Care Med, 35 (12): 2830 – 2836.

Vespa P M, McArthur D L, Eliseo M, et al. , 2010. Nonconvulsive seizures after traumatic brain injury are associated with hippocampal atrophy [J]. Neurology, 75 (9): 792 – 798.

Westmoreland B F, Klass D W, Sharbrough F W, et al. , 1986. Chronic periodic lateralized epileptiform dis-charges [J]. Arch Neurol, 43 (5): 494 – 496.

Wijdicks E F, Parisi J E, Sharbrough F W, et al. , 1994. Prognostic value of myoclonus status in comatose survivors of cardiac arrest ［J］. Ann Neurol, 35 （2）: 239 – 243.

Yemisci M, Gurer G, Saygi S, et al. , 2003. Generalised periodic epileptiform discharges: clinical features, neuroradiological evaluation and prognosis in 37 adult patients ［J］. Seizure, 12 （7）: 465 – 472.

Young G B, Jordan K G, Doig G S, et al. , 1996. An assessment of nonconvulsive seizures in the intensive care unit using continuous EEG monitoring: an investigation of variables associated with mortality ［J］. Neurology, 47 （1）: 83 – 89.

Zeiler S R, Turtzo L C, Kaplan P W, et al. , 2011. SPECT-negative SIRPIDs argues against treatment as seizures ［J］. J Clin Neurophysiol, 28 （5）: 493 – 496.

Zurek R, Schiemann D J, Froescher W, et al. , 1985. Frontal intermittent rhythmical delta activity and anterior bradyrhythmia ［J］. Clin Electroencephalogr, 16 （1）: 1 – 10.

第 4 章　难治性癫痫持续状态的 EEG

Martin Holtkamp[①] 著　吴永明，王　遥 译

41　　○ **摘　要** ○

　　难治性癫痫——通常持续较长时间并最终发展为亚临床癫痫持续状态，经常表现为全面或单侧周期性发作。基于单独的 EEG 记录，几乎不可能识别癫痫持续状态和各种其他严重非癫痫性脑病的晚期形式。周期性 EEG 模式既不是某些限定的神经疾病的特异表现，也不是癫痫持续状态的特征。即使在使用静脉抗惊厥药后周期性放电消失，也不能证明某种脑电模式的癫痫特征。全面性周期性放电似乎不是其原因，甚至也不是预后不良的生物标志。如果电生理-临床进程明确诊断了难治性癫痫持续状态，则 EEG 随访可能有助于调整进一步的治疗措施。

4.1　引言

　　癫痫持续状态（status epilepticus，SE）是脑血管意外之后第二常见的神经系统紧急事件。多达三分之一的患者对一线和二线抗癫痫药物无反应，定义为难治性 SE。尤其是
42　合并严重的意识和/或呼吸障碍，这种情况一般需要在 ICU，最好是神经内科 ICU，做进一步处理。SE 过程中 EEG 模式的变化已经得到了广泛的研究。难治性 SE 通常是持久的或亚临床发作，常伴随有一个典型模式，其特征是全面或有时局灶性的周期性放电。难治性 SE 的 EEG 对指导用药有帮助。临床实践中的一个挑战是危重症患者的脑电图经常是一个断面，即缺乏关于病情的电生理-临床演变的详细信息。因为周期性放电模式对于 SE 并不是特征性的，也可见于严重非癫痫性脑病，这使得重症监护的 EEG 很难解释。本章的主要内容是描述不同 SE 阶段典型 EEG 模式的演变，并讨论从非癫痫症状中识别这些模式的困难之处。

---

　　①M. Holtkamp，MD，PhD：Klinische und Experimentelle Epileptologie，Universitätsmedizin Berlin，Campus Charité Mitte，Charitéplatz 1，Berlin 10117，Germany. e-mail: Martin. Holtkamp@ charite. de

4.2　难治性癫痫持续状态：病理生理和临床背景

癫痫发作最有趣的特征之一是在绝大多数情况下，发作是自限性的。尽管从发作间期到发作期状态转变的病理生理过程，即癫痫发作，已被很好地理解，但导致发作停止的神经生物学机制仍然难以捉摸。一个假设是终止癫痫发作需要能量依赖性过程，涉及钠钾泵的恢复。这些过程的失败导致细胞外钾离子浓度持续增加，促进连续癫痫发作活动和随后的 SE。延长的癫痫发作活动诱导突触后 $GABA_A$（氨基丁酸 A 型）受体内化进入细胞，并由此引起 GABA（氨基丁酸）能损伤（Chen & Wasterlain，2006；Kapur & Macdonald，1997）。这个概念被称为"受体转运"，很好地同时解释了因为内源性 GABA 效率较低引起的癫痫活动持续存在，以及（外源性）抗惊厥药物的渐进性抗药性（大部分作用于 $GABA_A$ 受体）。

在临床上定义 SE 时，首先必须考虑自限性癫痫一般持续多久。部分发作性癫痫发作的视频脑电图分析显示，继发性全身强直 – 阵挛性发作的中位持续时间为 130 s，复杂的部分性发作持续时间为 80 s（Jenssen et al.，2006）。回顾性数据显示，全身强直 – 阵挛性发作自发终止的可能性与癫痫发作持续时间紧密相关（10 ～ 29 min 后中止率为 42%，30 min 以后中止率为 7%）（DeLorenzo et al.，1999）。考虑到这两个发现，已经有人提出了持续时间超过 5 min 即为癫痫发作 SE 的操作性定义（Lowenstein et al.，1999），目前欧洲神经病学协会联盟已经采用它来形容所有的癫痫持续状态的临床形式（Meierkord et al.，2010）（图 4.1），并在临床实践中广泛应用。

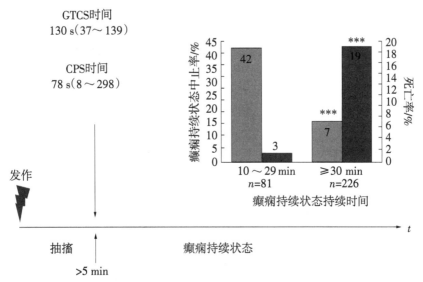

图 4.1　发作多长时间算一次惊厥性癫痫持续状态？癫痫持续状态的定义仍然是不同的。典型的自限性癫痫发作明显持续少于 5 min（GTCS：全身强直 – 阵挛性发作，CPS：复杂的部分性发作）（Jenssen et al.，2006）。癫痫发作持续时间越长，自发终止的可能性越小，死亡率越高（DeLorenzo et al.，1999）。这些发现导致了癫痫持续状态的可操作定义，提出持续超过 5 min 的每次癫痫发作都是癫痫持续状态，需要即时和适当的抗惊厥药物治疗

一旦诊断为 SE，需要立即开始抗癫痫治疗（或者称为抗惊厥治疗更好，因为所使用的药物为对症治疗）。一些随机对照试验中评估了一线治疗，静脉注射劳拉西泮或肌内注射咪达唑仑（Treiman et al.，1998；Alldredge et al.，2001；Silbergleit et al.，2012）优于其他药物（特别是苯妥英）。在实践中，苯二氮卓类药物是一种速效类药物，使用它是合理的。值得注意的是，地西泮因再分布相对快速地离开脑组织，因此可能不如劳拉西泮、咪达唑仑或甚至氯硝西泮合适。计划在不久的将来在一个多中心随机对照实验（established status epilepticus treatment trial，ESETT）中评估哪种二线抗惊厥药物最有效（Bleck et al.，2013）。尽管不存在难治性 SE 的统一定义，但大多数学者同意将静脉注射苯二氮卓类药物（大多数为劳拉西泮）和二线药物如（磷）苯妥英钠、左乙拉西坦或丙戊酸仍不能终止的持续性癫痫发作定义为难治性 SE（Holtkamp et al.，2005b；Rossetti et al.，2005；Hocker et al.，2013）。与一线治疗相反，难治性 SE 的治疗不基于高级别证据的研究。此外，按照临床形式调整进一步更积极的治疗似乎是合理的。复杂的部分性 SE（即无严重意识障碍的局灶性 SE）本身似乎不会增加死亡率或神经/神经心理学的长期后遗症。因此，至少在开始时，药物治疗方案应尽量避免麻醉性抗惊厥药。相反，全面性惊厥性 SE 和其晚期临床形式——亚临床 SE（在昏迷中也称为非惊厥性 SE）——伴随着广泛兴奋性毒性并会对生理学动态平衡诱导出潜在的严重系统性挑战，因此长期的神经和神经心理学后果表现出了一致的风险（Meierkord & Holtkamp，2007）。一线和二线抗惊厥药物不起效后，强烈推荐使用麻醉药，如巴比妥类、咪达唑仑或丙泊酚（Meierkord et al.，2010）。约 1/5 的患者甚至对麻醉药也无反应，在减量后癫痫活动复发。这个状况被称为恶性（Holtkamp et al.，2005a）或超级难治性（Shorvon，2011）SE。

难治性 SE 的结局比对一线治疗有反应的 SE 要差。据报道，无论包括（Sutter et al.，2013）或排除（Hocker et al.，2013）缺氧性脑病，其院内死亡率均高达 30%～40%。此外，难治性 SE 的持续时间与预后不良有关（Sutter et al.，2013），幸存者在 85% 的病例中发展为慢性癫痫（Holtkamp et al.，2005b）。然而，即使已经过几天的难治性 SE，至少有些患者的神经心理学结局可能仍是良好的（Cooper et al.，2009），因此，如果没有明显的不可逆转和严重的脑损伤症状，特别是年轻人，不应停止治疗。

4.3 危重症中的脑电图：发作的术语和标准（另见第 3 章和第 5 章）

临床医生阅读脑电图时常常被要求判断危重患者记录的 EEG 是否为 SE。然而，SE 诊断与一般癫痫一样，主要是临床诊断，而 EEG 只是诊断依据中的一项。大多数的周期性 EEG 模式是非特异性的，并且本身不允许对 SE 进行诊断。在这方面，全面性或单侧性周期性放电描述中常用的术语"癫痫样的"可能会引起误解，并可能会将非癫痫症状误诊为 SE。因此，人们应感谢美国临床神经生理学协会对在重症监护中将 EEG 术语化以及背后的概念标准化所作的努力（Hirsch et al.，2013）。其中一个主要目标是消除具有临床含义的术语，例如被批判的术语"癫痫样的"。按照被提议的命名法，以前众所周知的术语"周期性单侧痫样放电（PLED）"被提议用描述性术语"单侧周期性放电"代替（图 4.2a）。类似地，"广泛性（全面性）周期性痫样放电"（GPEDs）现在最好描述为"广泛性（全面性）周期性放电"（图 4.2b）。如上所述，这些模式是非特异性的；它们不一定表示 SE，但根据临床情况和过程，它们也可能是 SE（Meierkord & Holtkamp，2007）（图 4.3）。

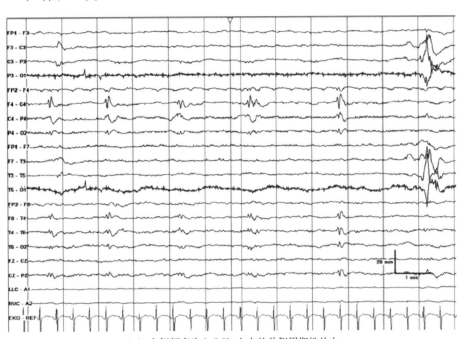

（a）右侧频率为 0.5 Hz 左右的单侧周期性放电

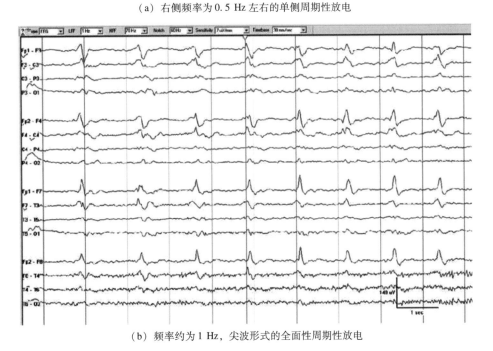

（b）频率约为 1 Hz，尖波形式的全面性周期性放电

图 4.2　周期性放电示例。有关临床状况的信息未获得（Hirsch et al.，2013.）

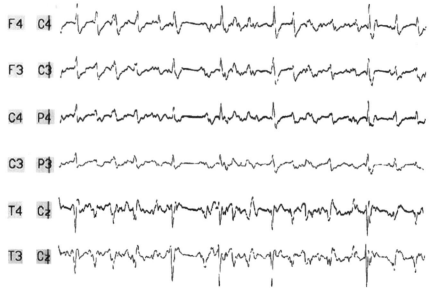

（a）此图为一例 39 岁女性患者的脑电图记录，该患者的脑电图记录呈新发散发性强直－阵挛全面性癫痫发作表现，频率增加，但未恢复意识。病因拟诊脑炎而没有鉴定出特定的病原体。回顾病程，患者可能出现免疫介导的癫痫持续状态，但脑脊液或血清标本未被保留。在之后的病程中，患者持续发生全身运动性癫痫发作。用苯二氮卓类和苯妥英予以治疗失败，随后用包括丙泊酚和硫喷妥钠的麻醉性抗惊厥药治疗。即使在逐渐减少麻醉药后，全面性周期性放电表明存在亚临床癫痫持续状态，因此符合恶性（或超级难治性）癫痫持续状态的标准。临床上观察到散发（"亚临床"）自发性口周和肢端肌阵挛。最终，患者在 8 周的重症监护治疗后死于电机械分离

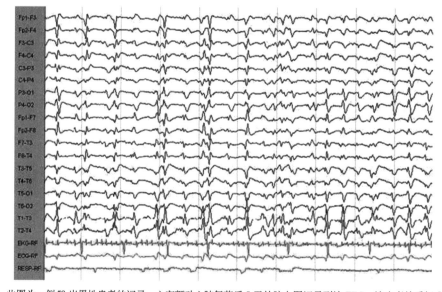

（b）此图为一例 58 岁男性患者的记录，心室颤动心肺复苏后 5 天的脑电图记录到该 EEG。该患者接受标准的低体温治疗并同时静脉注射咪达唑仑。低温和镇静结束 3 天后，患者仍然处于昏迷状态并有刺激敏感性肌阵挛（在气管内吸引或接触患者时发生）。在这种情况下，全面性周期性放电表明严重的缺氧性脑病。患者转到康复诊所以后的病程未知

图 4.3 （全面性）周期性放电。两个脑电图曲线都显示了平坦周期上的（全面性）周期性放电。准确的临床诊断只能在考虑临床过程时才能做出

电记录下的癫痫发作，无论是不连续的还是延长的，都被定义为重复的、大于等于 3 Hz 的癫痫样放电或 1～3 Hz 的癫痫样放电，伴有清晰的发作模式演变，如频率、定位和波形（Chong & Hirsch，2005）。图 4.4 说明了在全面性周期性癫痫样放电背景下散发的电记录下的癫痫发作（Foreman et al.，2012）。

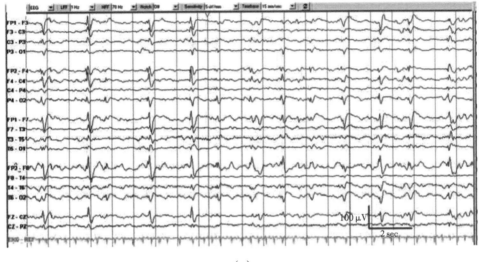

（a）

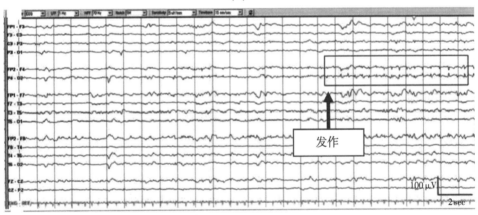

（b）

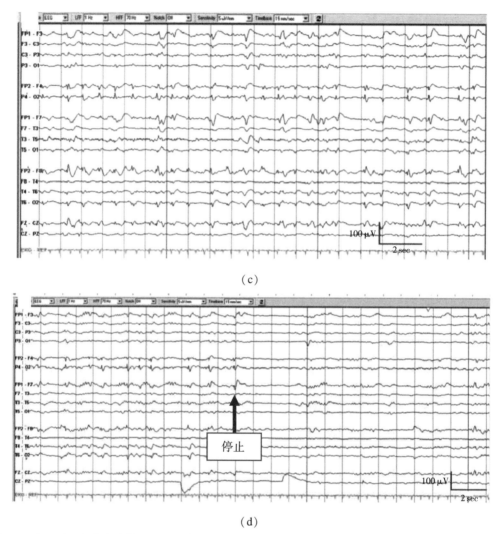

（c）

（d）

图4.4　电记录下的癫痫发作。EEG追踪记录了一例40多岁的女性患者，肝移植术后3天并发败血症
　　　　和肾功能衰竭。患者处于昏迷状态。（a）最初的连续EEG监测表现为频繁的全面性周期性放
　　　　电，偶尔伴有三相波形态。（b）～（d）大约2小时后，通过连续3页的脑电图发现，当发展
　　　　为右侧半球发作的局灶性癫痫持续状态时，右前额叶矢状旁区域（图b，箭头所指为"发
　　　　作"）波幅最大，随后突然终止（图d，箭头所指为"停止"）。视频中没有相关的临床发作
　　　　（Foreman et al.，2012）

4.4　癫痫持续状态脑电图的时间演变

　　SE的动态神经生物学过程很好地反映了EEG的演变。Treiman第一个证明了EEG
在全面性惊厥性SE中随着时间的推移而出现5种可识别的刻板模式变化（Treiman et
al.，1990）。在SE发作时，①发现不连续的癫痫发作，后来②放电的振幅和频率逐渐低

平与减弱，逐渐融合。更进一步，EEG 显示③持续的发作活动。随着 SE 的继续，④持续的发作活动被短时低电压"平坦周期"打断，直到最后一种模式，特征性表现为⑤在"平坦背景"上的全面性周期性放电（图 4.5）。这 5 个 EEG 阶段对应于全面性运动活动的程度。在发病时，①单一的全身强直 - 阵挛性癫痫发作以短暂的间隔发生，不能完全恢复基线意识，定义为 SE。EEG 模式（②和③）对应于广泛的运动症状为特征的明显的全身性惊厥性癫痫持续状态。随着 EEG 平坦周期（④和⑤）的出现，运动活动强度下降，或者完全消失，或者仅以亚临床的、口周的或肢端的肌阵挛性抽搐出现。

人类 SE 中 EEG 的 5 个阶段在三种不同的动物模型中得以再现，分别通过腹膜内（intraperitoneal，IP）注射红藻氨酸，通过 IP 注射同型半胱氨酸和事先硬膜外注入钴或通过 IP 注射毛果芸香碱诱发癫痫发作。在所有动物中记录了相同的 EEG 阶段顺序，结果与所使用的模型无关（Treiman et al.，1990）（图 4.5）。人类的情况与这三种不同的动物模型之间的相似性强调了 EEG 结果的一致性，并且暗示了潜在的相似神经生物学过程。

48

4.5　亚临床癫痫持续状态

亚临床 SE 是当前未经治疗或未充分治疗的明显的全面性惊厥性 SE 的晚期表现。亚临床 SE 的临床标志包括昏迷状态和缺乏突出的运动特征。然而，可能存在散发（"亚临床"）的肌肉抽搐，EEG 大多表现为伴有平坦周期的全面性周期性放电（图 4.3a），但也可能出现偏侧和局灶性放电。

亚临床 SE 的概念非常有用，并且有可能在正确诊断与治疗抉择直接相关的情况下指导临床医生。如果不是用于代表严格意义上"显性"SE［实际上指全面性惊厥性 SE（Treiman et al.，1990，1998）］的终点，这种概念就丧失了其大部分的诊断能力。在最初的描述中，亚临床 SE 的概念被广泛使用，在那些被涵盖的患者中，这种情况被认为是由严重脑病引起的，而亚临床 SE 可能是未被认识到的昏迷原因（Treiman et al.，1984）。为了保留这一概念的边界，明确亚临床 SE 的诊断只能在明显的有提示作用的 EEG 改变，并且有证据表明先前有明显的癫痫发作或 SE 的情况下进行（Holtkamp & Meierkord，2011）。

亚临床 SE 应该与显性 SE 一样予以积极治疗。在一项具有里程碑意义的随机对照试验中，静脉（Ⅳ）给予劳拉西泮、地西泮，紧接着是苯妥英、苯巴比妥或苯妥英，仅在 8%～24% 的病例中终止了亚临床癫痫持续状态。4 个研究组的成功率没有显著差异（Treiman et al.，1998）。相反地，早期显性全面性惊厥性 SE 的响应率为 44%～65%，并且 GABA 能物质的有效性急剧下降可以通过由于持续癫痫发作活动而修饰 GABA$_A$ 受体来解释（Kapur & Macdonald，1997）。因此，欧洲治疗指南推荐迅速使用麻醉药，如巴比妥类、咪达唑仑或丙泊酚（Meierkord et al.，2010）。

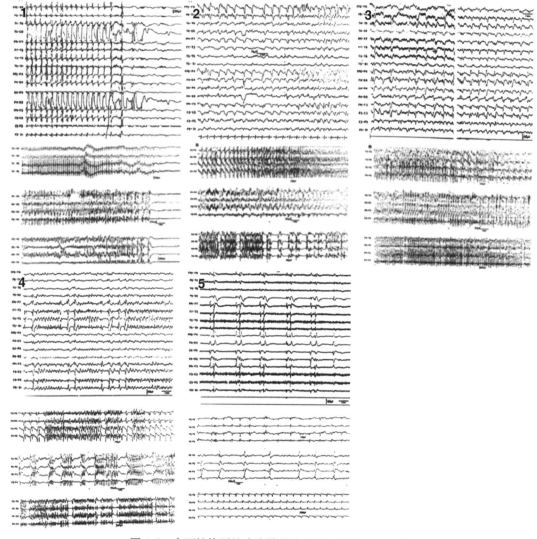

图 4.5　全面性惊厥性癫痫持续状态脑电图的时间演变

脑电图追踪显示患者（上排）和啮齿动物（下排）中全面性惊厥性癫痫持续状态不同阶段的时间演变。阶段：
（1）不连续的癫痫发作；（2）放电的振幅和频率逐渐低平与减弱，并逐渐融合；（3）持续的发作活动；（4）持续
的发作活动被短时低电压"平坦周期"打断；（5）在"平坦背景"上的全面性周期性放电（Treiman et al.，1990）。

4.6　相似性比较：难治性癫痫持续状态与非癫痫性脑病

　　如上所述，即使放电形态呈尖波或棘波（图 4.6a），周期性脑电图模式对 SE 也不是特异性的。对于一些临床医师或临床神经生理学家来说，用Ⅳ类抗惊厥药来"治疗"这些 EEG 模式可能是诱人的：所有周期性脑电图模式将随着抗惊厥药物，特别是苯二氮卓类药物的使用而消失（图 4.6b）。但这种纯粹的脑电"治疗成功"会再次冒着将非癫痫症状误诊为 SE 的风险，并可能对患者造成伤害。

49

几种严重的非癫痫性脑病通常伴有周期性脑电图模式，并伴有异质形态的放电。这些疾病包括缺氧后脑病（图 4.6a）、败血症、代谢性疾病，甚至神经退行性疾病（图 4.7）。

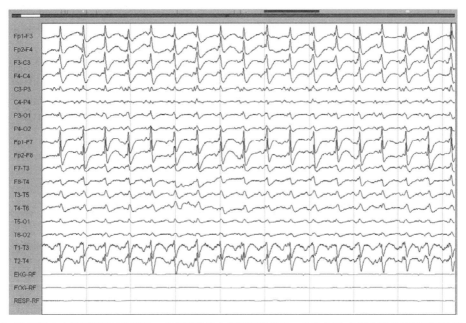

（a）该 EEG 在心肺复苏后 7 天记录，考虑可能是心室纤颤引起的。患者在 72 小时内没有使用镇静物质，仍然昏迷。脑电图显示在 2 Hz 频率下具有尖波形态的全面性周期性放电

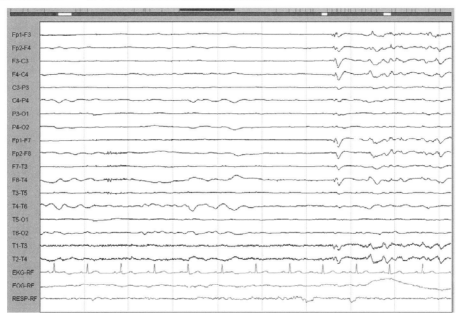

（b）静脉注射 10 mg 地西泮 10 分钟后记录的 EEG（指征不明）。尖波的全面性周期性放电已经消失，一些"顿挫性的"放电发生在记录的右端。EEG 模式的改变与临床改善无关，患者仍然昏迷

图 4.6　用抗惊厥药治疗的脑电图记录。两图为一例 65 岁患有严重缺氧后脑病的男性患者，静脉内给予苯二氮䓬类药物之前（a）和之后（b）

关于周期性脑电图放电到底仅仅是严重脑部疾病的电生理表现还是可能反映了"致痫"的潜力的争论由来已久。即使这些放电是非癫痫的，但是还不清楚它们是否在潜在的严重神经疾病的基础上，具有一些额外伤害大脑的兴奋毒性的特性。这个问题不仅仅是学术上的兴趣，而是意味着直接的治疗后果。最近一项精心设计的病例对照研究已经解决了这个问题，其比较了200例全面性周期性放电的重症患者和200例有严重脑损伤但无脑电图放电的对照患者的住院结局，表明有全面性放电的患者更常发生非惊厥性癫痫发作和癫痫持续状态（图4.4）。然而，结局不良的多因素预测因子包括心脏骤停、昏迷、非惊厥性 SE 和败血症，但不包括全面性周期性放电本身（Foreman et al.，2012）。

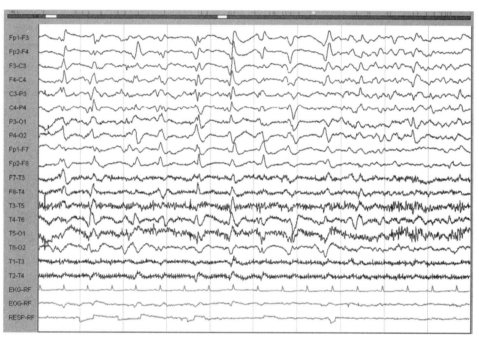

（a）一例72岁脓毒症性脑病女性患者脑电图的 EEG 曲线显示频率略高于 1 Hz 的全面性周期性放电

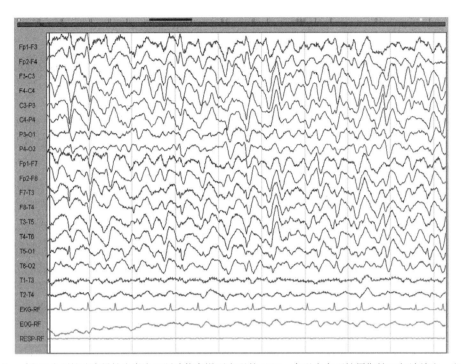

（b）一例 38 岁肝性脑病男性患者由于肝功能衰竭而出现的 EEG，表现为全面性周期性三相波放电。这种 EEG 模式通常见于肝和其他代谢性脑病

52

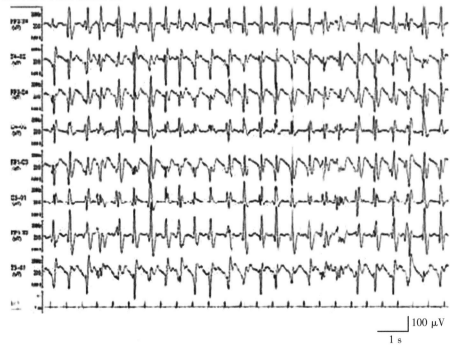

（c）一例 75 岁女性患者的 EEG 记录显示神经重症监护病房诊断为非惊厥性癫痫持续状态。EEG 以 2.5 Hz 的频率显示尖波的全面性周期性放电。静脉注射 1 mg 氯硝西泮后，放电消失（EEG 记录未显示）。后来，诊断为散发性 Creutzfeldt-Jakob 病（Lapergue et al.，2010）

图 4.7　非癫痫起源的周期性 EEG 模式的示例

参考文献

Alldredge B K, Gelb A M, Isaacs S M, et al., 2001. A comparison of lorazepam, diazepam, and placebo for the treatment of out-of-hospital status epilepticus [J]. N Engl J Med, 345: 631–637.

Bleck T, Cock H, Chamberlain J, et al., 2013. The established status epilepticus trial [J]. Epilepsia, 54 (Suppl 6): 89–92.

Chen J W, Wasterlain C G, 2006. Status epilepticus: pathophysiology and management in adults [J]. Lancet Neurol, 5: 246–256.

Chong D J, Hirsch L J, 2005. Which EEG patterns warrant treatment in the critically ill? Reviewing the evidence for treatment of periodic epileptiform discharges and related patterns [J]. Clin Neurophysiol, 22: 79–91.

Cooper A D, Britton J W, Rabinstein A A, 2009. Functional and cognitive outcome in prolonged refractory status epilepticus [J]. Arch Neurol, 66: 1505–1509.

DeLorenzo R J, Garnett L K, Towne A R, et al., 1999. Comparison of status epilepticus with prolonged seizure episodes lasting from 10 to 29 minutes [J]. Epilepsia, 40: 164–169.

Foreman B, Claassen J, Khaled A K, et al., 2012. Generalized periodic discharges in the critically ill: a case-control study of 200 patients [J]. Neurology, 79: 1951–1960.

Hirsch L J, LaRoche S M, Gaspard N, et al., 2013. American clinical neurophysiology society's standardized critical care EEG terminology: 2012 version [J]. J Clin Neurophysiol, 30: 1–27.

Hocker S E, Britton J W, Mandrekar J N, et al., 2013. Predictors of outcome in refractory status epilepticus [J]. JAMA Neurol, 70: 72–77.

Holtkamp M, Meierkord H, 2011. Nonconvulsive status epilepticus: a diagnostic and therapeutic challenge in the intensive care setting [J]. Ther Adv Neurol Disord, 4: 169–181.

Holtkamp M, Othman J, Buchheim K, et al., 2005a. A "malignant" variant of status epilepticus [J]. Arch Neurol, 62: 1428–1431.

Holtkamp M, Othman J, Buchheim K, et al., 2005b. Predictors and prognosis of refractory status epilepticus treated in a neurological intensive care unit [J]. J Neurol Neurosurg Psychiatry, 76: 534–539.

Jenssen S, Gracely E J, Sperling M R, 2006. How long do most seizures last? A systematic comparison of seizures recorded in the epilepsy monitoring unit [J]. Epilepsia, 47: 1499–1503.

Kapur J, Macdonald R L, 1997. Rapid seizure-induced reduction of benzodiazepine and Zn^{2+} sensitivity of hippocampal dentate granule cell $GABA_A$ receptors [J]. J Neurosci, 17: 7532–7540.

Lapergue B, Demeret S, Denys V N, 2010. Sporadic Creutzfeldt-Jakob disease mimicking nonconvulsive status epilepticus [J]. Neurology, 74: 1995–1999.

Lowenstein D H, Bleck T, Macdonald R L, 1999. It's time to revise the definition of status epilepticus [J]. Epilepsia, 40: 120–122.

Meierkord H, Holtkamp M, 2007. Non-convulsive status epilepticus in adults: clinical forms and treatment [J]. Lancet Neurol, 6: 329–339.

Meierkord H, Boon P, Engelsen B, et al., 2010. EFNS guideline on the management of status epilepticus in adults [J]. Eur J Neurol, 17: 348–355.

Rossetti A O, Logroscino G, Bromfield E B, 2005. Refractory status epilepticus: effect of treatment aggressiveness on prognosis [J]. Arch Neurol, 62: 1698 – 1702.

Shorvon S, 2011. Super-refractory status epilepticus: an approach to therapy in this difficult clinical situation [J]. Epilepsia, 52 (Suppl 8): 53 – 56.

Silbergleit R, Durkalski V, Lowenstein D, et al., 2012. Intramuscular versus intravenous therapy for prehospital status epilepticus [J]. N Engl J Med, 366: 591 – 600.

Sutter R, Marsch S, Fuhr P, et al., 2013. Mortality and recovery from refractory status epilepticus in the intensive care unit: a 7-year observational study [J]. Epilepsia, 54: 502 – 511.

Treiman D M, DeGiorgio C M A, Salisbury S M, et al., 1984. Subtle generalized convulsive status epilepticus [J]. Epilepsia, 25: 653.

Treiman D M, Walton N Y, Kendrick C, et al., 1990. A progressive sequence of electroencephalographic changes during generalized convulsive status epilepticus [J]. Epilepsy Res, 5: 49 – 60.

Treiman D M, Meyers P D, Walton N Y, et al., 1998. A comparison of four treatments for generalized convulsive status epilepticus. Veterans Affairs Status Epilepticus Cooperative Study Group [J]. N Engl J Med, 339: 792 – 798.

第5章　EEG 在急性意识障碍预后判断中的应用

Andrea O. Rossetti[①] 著　陈　炎 译

55 ● 摘　要 ●

　　随着技术的发展，近 10 年来 EEG 在急性意识障碍患者预后评估方面的应用逐步扩大。值得注意的是，通过合作努力，常见意识障碍脑电图的命名已经达成共识。本章将回顾急性意识障碍患者最常见的 EEG 模式，并阐述其预后意义。然后，我们运用"逆解法"分析几种不同的诊断，以发现 EEG 对预后的预测作用。最后，我们将对最新的工具（如颅内 EEG 或 EEG 自动判读）进行批判性的讨论。虽然 EEG 对预后有良好的预测作用，但它只记录临床演变，而不是治疗工具。希望未来的工作能带来研究范式上的革新，从而不仅能拓展现有知识，更重要的是，还能让患者得到更好的治疗。

56
5.1　意识障碍患者 EEG 诠释的历史演变

　　由于具有无创性、高时间分辨率、广泛可用和低成本的特性，EEG 在研究实时脑电活动方面具有独特优势。自 20 世纪 30 年代以来，随着 EEG 在临床上的应用日益增多，脑电专家开始研究生理睡眠中和病理性意识损害状态下脑电图的变化。经过 70 多年的努力，相关研究仍在不断地发展，其作为一种附带效应，导致了特殊 EEG 模式分级上的差异。分级系统的简要概述将说明这方面内容。

　　50 年前进行了一项旨在对昏迷的预后进行系统分级的全面性研究。Hockaday 和她的同事们描述了 39 例急性缺氧性脑病患者脑电图的异常改变（Hockaday et al.，1965）。以背景频率和振幅为主要变量分为 5 个等级（表 5.1）；所有Ⅰ级患者存活——没有一个为Ⅴ级患者，其他级别则表现为大脑功能的进行性损害。这为接下来的进一步研究提供了基础，特别是在观察到背景反应和预后具有相关性之后（Markand，1984）。

　　1988 年 Synek 根据个人经验，改进了外伤性或缺氧性脑病昏迷患者的预后分级。他对原有的 5 个分级进行信息补充，并引入一些特定的 EEG 模式，试图尽可能多地对其进行分级（Synek，1988）；同时，根据观察得出重要结论，他认为 EEG 的预后评估不应在

---

　　①Andrea O. Rossetti：Département des Neurosciences Clini Service de Neurologie，CHUV-BH07 Lausanne CH-1011，Switzerland. e-mail: andrea. rossetti@ chuv. ch

昏迷后太早（比如几小时内）进行（Synek，1988）。将分级再细分，可以使分级更准确，但也有些不切实际（表 5.2）。不同的预后有不同的 Hockaday 等级，背景反应也是如此。10 年后，Young 和他的同事们基于对 92 名昏迷患者观察——大多是缺氧性脑病患者，一些是外伤患者（表 5.3），提出一个新的分级方法，发现其与 Synek 分级相比较具有更高的一致性（不过 EEG 仅有两名专业人员进行判读），并再次强调其与 EEG 反应性的相关性（Young et al.，1997）。此外，他们指出，爆发抑制意味着至少 1 s/20 s 的平坦，而 Synek 并没有详述此共同特性。

57

表 5.1　脑卒中后患者脑电图的 Hockaday 预后分级

评价	分级	EEG 表现
正常	I	α 活动占优势，伴少量 θ 活动
轻度异常	II	θ 活动占优势，伴少量 δ 活动
中度异常	III	δ 活动占优势
重度异常	IV	δ 活动占优势，伴短暂电静息期
极度异常	V	平坦波形

注：在 Hockaday 等（1965）之后有修改。

表 5.2　缺氧性脑病和脑外伤患者脑电图的 Synek 预后分级

评价	分级	EEG 表现
理想	I	α 活动占优势，伴少量 θ 活动
良好	II	θ 活动占优势，有反应性
	III	纺锤波模式
	III	额部 δ 节律
不确定	II	δ 活动占优势，无反应性
	III	散在 δ 活动（不论有无反应性）
	III	散在 δ 活动伴痫样放电
	IV	α 昏迷，有反应性
恶性	III	低幅 δ 活动
	IV	爆发抑制
	IV	爆发抑制伴痫样放电
	IV	α 模式昏迷，无反应性
	IV	θ 模式昏迷
致命	IV	平坦波形（<20 μV δ 活动）
	V	电静息

注：在 Synek（1988）之后有修改。

表5.3　缺氧性脑病和脑外伤患者脑电图的 Young 预后分级

分　级	子分级
Ⅰ：θ/δ 波 >50% 记录	有反应性 无反应性
Ⅱ：三相波	
Ⅲ：爆发抑制	有癫痫样活动 无癫痫样活动
Ⅳ：α 昏迷/θ 昏迷/纺锤波昏迷 （无反应性）	
Ⅴ：癫痫样活动 （非爆发抑制）	广泛性 局灶性
Ⅵ：抑制	10 μV ～ 20 μV ≤10μV

注：在 Young 等（1997）之后有修改。

　　各种预后分级的存在说明需要更加统一的分级标准，以便人们对脑电图记录描述的内容有概括性的了解。最近，几位北美专家对重症监护室 EEG 术语进行详细描述（Hirsch et al.，2013）。虽然明确的电记录下的癫痫发作应该显示广泛的棘波放电大于 3 Hz，或明显的任何类型的放电大于 4 Hz，但其他反复性模式（周期性或节律性，但不一定被标记为癫痫）代表了这种类型的受试者，主要是为了满足研究需要。第一个主要术语是根据空间分布（即广泛性、单侧、双侧独立的或多灶的）选择，第二个是描述瞬变的类型（即周期性放电、δ 节律或棘波）；要定性的话，放电至少应该重复 6 次。然后，修饰语开始发挥作用，比如记录频次、持续时间、放电频率、锐度、振幅和刺激诱发因素。脑电背景根据电记录的对称性、优势后验频率、反应性、电压、睡眠瞬变和连续性（即抑制意味着整个记录 < 10 μV，爆发抑制为 50% ～ 99% 的记录衰减，而间断衰减在 10% ～ 50%）来描述。表 5.4 给出了常用术语的新旧用法比较，显然，其目的是从"癫痫样"的内涵中理清反复放电的描述性术语。虽然这一精确的方法是朝着理想方向迈出的开创性的一步，似乎非常适合作为重症监护环境下临床 EEG 研究的基础，但它可能过于详细，无法在临床实践中常规使用，而且它刚刚开始在不同的地点和临床环境中进行验证。

表5.4　美国临床神经生理学协会重症 EEG 新旧术语标准

旧术语	新术语
PLEDs（周期性单侧痫样放电）	LPDs（单侧周期性放电）
PLEDs +	LPDs +（快速、规律）
BiPLEDs（双侧周期性单侧痫样放电）	BIPDs（双侧独立周期性放电）

旧术语	新术语
GPEDs［广泛性（全面性）周期性痫样放电］	GPDs［广泛性（全面性）周期性放电］
三相波（记录中最多见）	GPDs 伴三相形态
FIRDA（额叶间歇性节律性 δ 活动）	GRDA（广泛节律性 δ 活动，额叶占主要优势）
SIRPIDs（刺激诱发的节律性、周期性或发作性放电）	SI-GPDs 或-RDA 或-SW（棘波）
单侧发作性，δ 频率	RDA 演变

注：在 Hirsch 等（2013）之后有修改。

5.2　意识障碍患者的特殊 EEG 模式（参见第 2、第 3 章）

5.2.1　慢背景活动和反应性

几十年前有关学者已经在猫身上观察到，局限于大脑皮层的病变会导致 α 背景的衰减，而皮层下病变会导致多形性 δ 慢化（Gloor et al.，1977），毫不奇怪，这似乎同样适用于人类（Kaplan & Rossetti，2011）。可能的病因非常广泛，包括创伤性、感染性、缺血性或出血性原因；重要的是，"损害"不应仅仅被理解为结构性缺陷，而且（尤其是对皮层）还可能包括功能紊乱，例如生理血流量的改变（局部或系统地，例如在偏头痛发作或晕厥期间）、代谢紊乱或镇静剂的影响。

上一段及表 5.1、5.2 和 5.3 已很好地说明慢波背景与预后的相关性。然而，始终使用刺激来测试背景反应性是至关重要的，包括警告声音（或叫患者的名字）、睁眼和疼痛刺激。作为一种实用的经验，为了防止因周围神经损伤产生的偏倚，在面部或躯干上施加刺激似乎是合理的。此外，为了使 EEG 恢复其非受刺激的背景，刺激应该至少间隔 20～30 s。即使背景显示很慢，但一个清晰的反应，频率和振幅可重复的变化（不管是出现振幅衰减还是电压降低加速），都预示着一个相对较好的预后（Markand，1984；Rossetti et al.，2010，2012；Synek，1988；Young et al.，1997）。此外，在便携式视频 EEG 时代，刺激应用与 EEG 信号的相关性非常容易评估。

5.2.2　三相波

几十年前，三相波最早在肝脏损害患者文献中被报道（Foley et al.，1950）。三相波具有两个或三个相位，其中第二个相位振幅最高，并且通常是正相波，有时可以观察到相位滞后（即正波相前-后或后-前的几十毫秒轻微延迟）（图 5.1）。这些变化常常会

58

随着意识的变化而暂时性地减弱，但这绝不是肝功能紊乱所特有的，因为其他代谢紊乱以及感染、肿瘤或缺血性病变（Sutter et al.，2013b）、中毒和朊蛋白疾病也是如此。如果仅在一侧出现，则应考虑为癫痫（Pohlmann-Eden et al.，1996），在这种情况下，它们通常没有明确的反应性，而反应性再一次被描述为对结果有利（Sutter et al.，2013b）。随着时间的推移，三相波的演变相对它们的存在对于预后更有指示意义：在代谢紊乱纠正后，三相波往往会相对较快地消失，而在神经退行性疾病中则会恶化。与此相关的是，三相波可被苯二氮卓类药物减弱或消除；因此，在这种情况下，它们的消失绝不是癫痫性质的（Fountain & Waldman，2001）。

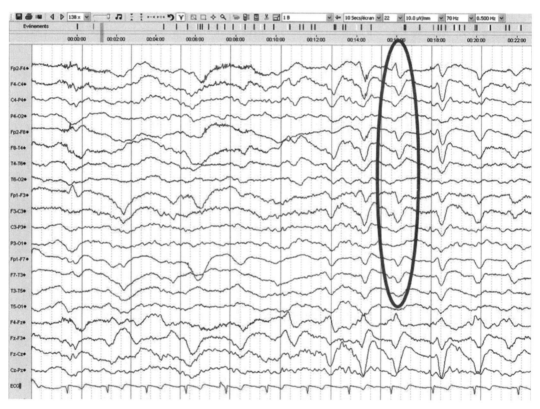

图5.1　一例42岁代谢性脑病男性患者（纵向双极电极，30 mm/s，10 μV/mm）表现为弥漫性慢波伴三相波后－前延迟（椭圆圈内）

5.2.3　周期性放电

这是 ICU 环境中最常见的发现之一，被标记为广泛性周期性［痫样］放电（GPEDs 或 GPDs），如果是单侧的，则为 PLEDs 或 LPDs（表5.4）；由于它们的存在不一定代表持续性癫痫发作，且它们发生时的位置处于所谓的发作期－间歇期上，所以更应该避免使用术语"痫样"（Chong & Hirsch，2005；Hirsch et al.，2013）。重要的是，短时出现的（假性）周期性的三相波也符合这一定义。最近的相关研究提醒我们，这些特征都是在缺氧缺血性脑病、缺血性中风、出血、脑炎和代谢紊乱的患者身上观察到的；它们一般会更频繁地出现在脑电图痫样放电的患者身上（发生在周期性放电患者中的概率是 45%～70%），但是与原来的认识不同，这些特征对预后的影响并不一致：与基本的脑电图背景反应性相比（Ong et al.，2012），某些学者认识到了它与不良后果的独立关联（Oddo et al.，2009），而另一些则认为没有关联（Ong et al.，2012；Foreman et al.，2012）。

5.2.4　δ 节律活动

我们将其简称为 RDA，由于经常观察到其在前额部比较明显，所以这些特征通常也被称为额叶间歇性节律性 δ 活动（FIRDA，见表 5.4）。这种 EEG 模式很常见，并且通常都会对刺激产生反应。除了发现对称性节律性 δ 波与癫痫无关之外，它与各种结构性脑损伤、中毒性代谢疾病、脑部感染以及其他病因的关系尚不能确定（Accolla et al.，2011；Sutter et al.，2013a）。δ 波对称性减慢没有任何定位价值，但若出现明显的不对称可能与潜在的同侧损伤有关。与三相波和严重的弥漫性慢波相比，FIRDA 的预后似乎较好（Sutter et al.，2013a）。最近，约有 5% 的意识障碍患者出现单侧节律性 δ 活动，伴有相关癫痫发作的患病率与周期性放电相似（Gaspard et al.，2013）。

5.2.5　刺激诱发模式

对刺激诱发的节律性、周期性或发作性放电（SIRPIDs；最新术语参见表 5.4）的第一次系统描述仅在 10 年前（Hirsch et al.，2004）。这些模式并非特殊案例，都是在对卧床昏迷患者进行某些刺激之后产生的，神经重症监护病房患者（包含所有在 ICU 可见到的病因）的患病率最初报道为 22%（图 5.2）。正如学者指出的那样，为了区分这些脑电图特征与自发性癫痫发作，必须通过视频监测来识别（有时很敏感，例如监测噪音或护理人员的床旁护理措施等）。SIRPIDs 可能代表了一种异质性 EEG 反应，这种反应不应被视为正常的生理反应（正如我们所见，后者的预后要稍好一些）：虽然部分这种模式类似于癫痫发作，但其他模式与任何活动都无关（Zeiler et al.，2011）。有趣的是，SIRPIDs 在其预后意义上受到的关注较少；最近发现，缺氧后低体温患者出现 SIRPIDs 与预后不良有关（Alvarez et al.，2013a）。

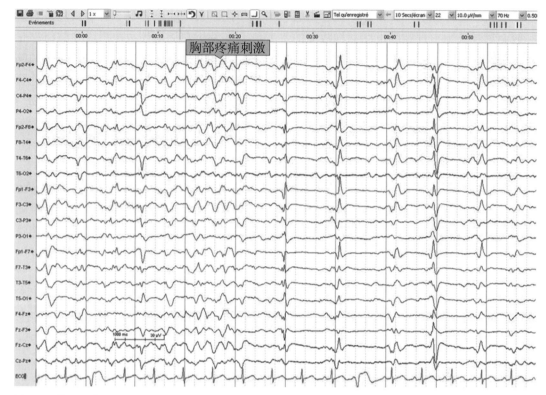

胸部疼痛刺激

图5.2　体温正常的56岁男性，心脏骤停后36 h。刺激诱发节律性、周期性或发作性放电（SIRPIDs），
　　　　该例刺激诱发广泛周期性放电（SI-GPDs）。刺激（胸部疼痛刺激）用灰色表示（纵向双极电
　　　　极，30 mm/s，10 μV/mm）

5.2.6　电记录下的癫痫发作

　　癫痫发作和癫痫持续状态是ICU环境中护理人员面临的共同挑战，并且它们大多都是非惊厥性的（Claassen et al.，2004）（见第1章），第3章和第4章讨论了相关的治疗标准和方法。它们在临床预后方面的具体作用因病因和研究对象而异，也就是说，难以独立于病因和并发症之外来总结它们对预后的影响。

　　早先观察到心脏骤停复苏后的肌阵挛状态通常与周期性EEG放电，以及低温治疗患者的不良预后相关（Rossetti et al.，2007），特别是降温期间使用药物镇静情况下仍出现脑电图痫样放电的患者（Rossetti et al.，2012）。然而，值得注意的是，复温后癫痫发作患者的预后并不见得一定很糟糕（Rossetti et al.，2009）。

61　　在创伤性脑损伤患者中，癫痫发作也与死亡率独立相关（Hesdorffer et al.，2009），并且有人认为它们会加重脑损伤（Vespa et al.，2007）；蛛网膜下腔出血患者也有类似的结局（Claassen et al.，2006；Dennis et al.，2002），而在颅内出血患者中，尽管癫痫发作与更严重的脑损伤相关（Vespa et al.，2003），但似乎并不能单独预测临床预后（Passero et al.，2002；Claassen et al.，2007；Vespa et al.，2003）。据报道，缺血性脑卒中患者的

急性癫痫发作或癫痫持续状态与以医院为基础的研究（很可能包括较高比例的在 ICU 中接受治疗的患者）（Arboix et al.，2003；Knake et al.，2006）而并非以人群为基础的研究（Labovitz et al.，2001；Reith et al.，1997）中所述的更严重的临床结果独立相关；全球范围内，其发生率仅约 2%（Carrera et al.，2006）。内科 ICU 中脓毒症患者也有癫痫发作（大多是非惊厥性），这似乎与较差的预后相关（Oddo et al.，2009）。

5.2.7　α、θ 和纺锤波昏迷

这些 EEG 模式比前述模式发生的概率小，虽然它们大多可以在心脏骤停的昏迷患者中观察到，但它们也可以在中毒性代谢紊乱、脑外伤或感染的患者中发现（Kaplan et al.，1999，2000）。它们主要由优势频率和反向空间分布来定义的，也就是说，前部区域的幅度通常高于后部。大多数（并非全部）（Kaplan et al.，1999）学者认为，它们的特征是缺乏对刺激的反应性（Young et al.，1997；Berkhoff et al.，2000）。

α 和 θ 昏迷可能代表一个普通的现象：实际上，已有研究者在几位患者中观察到这些频率的转变。通常在低 α 波段（7 ~ 8 Hz）出现 α 昏迷（Synek & Synek，1984，1988），并且在预后不良的患者中在几天内可能会观察到渐进性减慢，进而导致弥漫性 EEG 衰减（图 5.3）。这种机制被认为与大脑皮层坏死或药物中毒所致的传入神经阻滞

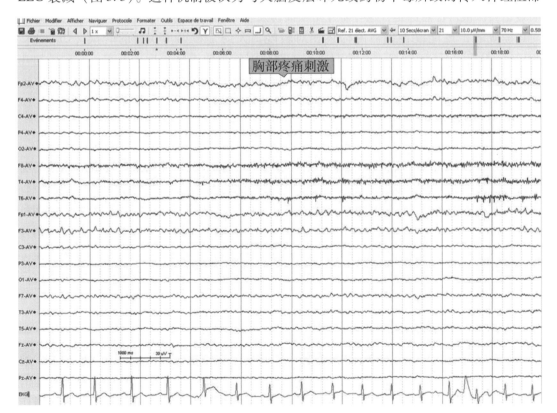

图 5.3　一例 43 岁男性患者，在心脏骤停后 72 小时常温状态下的 α - θ 昏迷。主要频率为 7 Hz，额叶振幅较高，对刺激没有任何反应（标记"胸部疼痛刺激"；平均参考电极，30 mm/s，10 μV/mm）

有关（Kaplan et al.，1999）。背景的可重现性变化的存在改变了初期假设，即 α 和 θ 昏迷总是预示着不良预后：与那些没有反应性的患者相比，大多数有"反应性"的 α 昏迷患者被描述为可唤醒（Berkhoff et al.，2000；Kaplan et al.，1999）。纺锤波昏迷可能反映了在间脑下部或脑干损害之后患者丘脑皮层回路的保留，并因此具有较轻程度的脑功能障碍（Kaplan et al.，2000）。事实证明即使在这些情况下，背景脑电反应性也对预后的预测起到一定作用，与 α - θ 昏迷相反，相当大比例的非反应性记录患者也可能会被唤醒，从而给这种特定的 EEG 模式赋予了更好的预后。

5.2.8　睡眠纺锤波

虽然纺锤波昏迷是一种具有大量纺锤波但缺乏睡眠特异性脑电图特征的病理状态，但在意识障碍患者中，生理睡眠模式的出现最近已被列为重要的预后因素，它可能反映了广泛脑区和连接的保留。那些处于急性期的与丘脑相关且缺乏纺锤波的脑部深静脉血栓形成所导致的意识障碍患者很好地说明了这一点。如果解决了血管性丘脑水肿的问题，则后者可恢复（Rossetti et al.，2005）。在有严重创伤性脑损伤（Urakami，2012；Landsness et al.，2011）和缺氧缺血性脑病（Landsness et al.，2011）的受试者中，K 复合波和睡眠纺锤波的出现与较低程度的意识障碍（即植物状态，或无反应性觉醒状态）明显相关。值得注意的是，这些研究是在损伤发生后几周内的康复环境中进行的，并且对纺锤波的出现能改善预后的描述相对较晚，大约是在第 150 天的时候（Urakami，2012），因此，不应该推断在急性期缺乏生理睡眠就表明不良预后。事实上，在最初几天，急性脑部病情的变化和药物镇静通常会阻止特定睡眠模式转变的出现。

5.3　特殊的临床情况

近年来，低温治疗越来越受欢迎，主要是在新生儿和成人缺氧缺血性脑损伤的情况下进行（Holzer，2010）。核心温度降低可能会导致这些情况下 EEG 解释的相关问题；但是，对于因手术目的而处于低温循环的患者来说，EEG 的变化与降温的关系已得到系统的分析。直到低于 30℃才出现周期性复合波，体温必须下降到 24℃ 以下才能观察到弥漫性间歇性抑制，而在 18℃ 以下才能实现脑电静息（Stecker et al.，2001）。因此，除了一些轻微的频率减慢或幅度降低，常见的 33℃ 的低温治疗不会导致显著的脑电变化，当然，这也有可能是药物镇静引起的。

5.3.1　缺氧缺血性脑病：成人

心脏骤停引起的昏迷患者的预后预测几十年来一直困扰着临床医生，并且在过去的几年里受到越来越多的关注。评估的时间至关重要，因为可能由于急性的、部分可逆的神经电"关闭"，在伤害发生后 12 h（甚至 24 h）内的电生理学评估可能高估脑损伤（Bassetti et al.，1996；Berkhoff et al.，2000）。这不仅适用于正常体温的患者，也适用于正在降温的患者（Alvarez et al.，2013b）。

EEG 在这种临床情况中的预后作用已被充分证实。正常体温下，单一的、弥漫性低电压或重复性脑电图痫样放电、癫痫持续状态或周期性放电而没有任何可识别的背景模式，提示不良预后（Fugate et al.，2010；Rossetti et al.，2010；Thenayan et al.，2010；Rittenberger et al.，2012；Wijdicks et al.，2006），背景缺乏反应性也是一个可靠的预测因素（Rossetti et al.，2010；Thenayan et al.，2010）。近期研究认为，低温治疗期间的 EEG 提供了非常有价值的预后信息，它不仅与追踪记录的连续性有关［在心脏停搏后 24 h，低温过程中的静息电记录与非觉醒状态密切相关（Cloostermans et al.，2012）］，而且与缺乏背景反应性相关：尽管伴随使用中等剂量的镇静剂，但这一特征仍然可靠地表明预后不良（图 5.4）（Rossetti et al.，2012）。然而，具有反应性的 EEG（即使在低温期间）并不一定意味着预后良好：实际上，不连续背景和升高的生物学标志物（血清神经元特异性烯醇化酶）可能会指向预后不佳的患者，尽管这些患者的 EEG 具有早期反应性（Tsetsou et al.，2013）。与此同时，对自动的、振幅整合的 EEG 软件的研究表明，没有癫痫持续状态记录的连续信号提示良好的预后作用（Rundgren et al.，2006，2010）。但是，这些方法尚未被广泛应用。

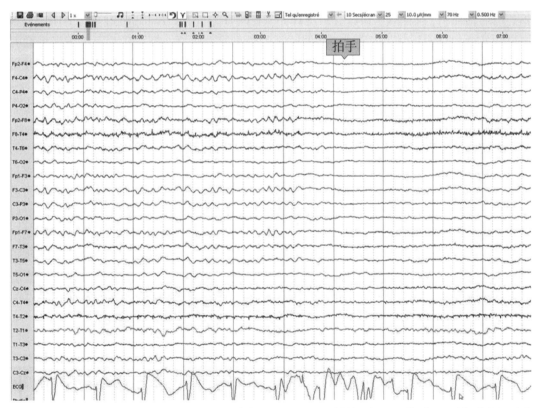

图 5.4　一例 63 岁心脏骤停女性患者，低温治疗 21 h 后，听觉刺激（标记"拍手"）引起脑电记录弥漫性衰减（纵向双极电极，30 mm/s，10 μV/mm）

由于 EEG 对死亡或非觉醒状态可能进行错误预测（不同的研究，数字波动在 0 ～

10%之间），因此，我们必须完整评估正常体温和非镇静状态下的脑电图，并整合其他预后因素（如临床检查、诱发电位和血清生物学标志物）（Josephson，2010；Oddo & Rossetti，2011；Samaniego et al.，2011；Young，2009）。从缺氧后癫痫持续状态后唤醒的患者更加能够证明这一点（Rossetti et al.，2009）：这些受试者具有特定的临床特征，即保留脑干反射、脑电图背景反应性和早期皮层体感诱发电位，从而有助于鉴别那些积极的抗癫痫治疗方案。

5.3.2　缺氧缺血性脑病：新生儿和儿童

成人的EEG改变同样可以在心脏停搏后接受低温治疗的儿童中出现（Abend et al.，2009），并且通常具有相同的预后价值。虽然新生儿使用镇静药物较成人少，但高达72 h的低温治疗越来越多地用于新生儿窒息。在这种临床情况下，爆发－抑制或弥漫性极低的电压模式提示不良预后，并且具有高度特异性（Nash et al.，2011）；相反，背景反应性似乎具有良好的预后意义（Kessler et al.，2011）。鉴于脑功能监测在这一特定年龄组中的普及，人们对于振幅整合脑电图的预后意义给予了相当大的关注：缺乏正常睡眠－觉醒周期或没有恢复正常电压背景的持续性爆发－抑制或极低电压记录（即使具有不连续的特征），都与不良预后有关（Thoresen et al.，2010；Hallberg et al.，2010）。需要强调的是，对于新生儿来说，评估的时间也是至关重要的，特别是对于正在进行低温治疗的患者来说，实际上，最初24 h内的评估明显不如36 ～ 48 h后的评估那么可靠（Hallberg et al.，2010；Nash et al.，2011；Thoresen et al.，2010）。

5.3.3　创伤性和出血性病因

蛛网膜下腔出血是ICU意识障碍患者常见的急性病因。如上所述，经历癫痫发作的患者预后较差，而EEG可能有助于鉴别这类患者（Claassen et al.，2006；Dennis et al.，2002）。然而，EEG在血管痉挛相关性研究方面也可能会有一些帮助，这种并发症通常在损害发生后的几天内显现。二十几年前已经观察到这种现象：早期EEG（第一天）显示双侧慢波，预示预后不佳，通常都是在局部缺血和血管痉挛之后（几天后），如果在第5天记录到局灶性慢波，则提示与血管痉挛密切相关（Rivierez et al.，1991）。这些观察结果在几年后使用持续脑电图进行定量分析时也得到了证实：α波的减少甚至可能会在血管痉挛发作的2 ～ 3天之前发生（Vespa et al.，1997）。然而，迄今为止，还没有证明使用EEG会影响临床预后。

类似的方法被证实也可用于中重度颅脑损伤患者的预后评估（Vespa et al.，2002）。此外，在这类患者中，癫痫发作与临床不良预后（Hesdorffer et al.，2009；Vespa et al.，2007）及病灶侧的海马体萎缩有关（Vespa et al.，2010）。但是，正如其他病因一样，抗癫痫治疗是否会对预后产生影响尚不清楚（Stevens & Sutter，2013）。需要再次强调的是，EEG反应性具有重要的预后信息，正如对创伤后72 h内给予听觉和疼痛刺激的50名患者进行观察所得的结果：表现为慢波或相对抑制的绝大多数受试者（96%）预后良好，那些在刺激后没有任何EEG变化的受试者则相反，其中93%发展为严重残疾和植物状态或死亡，脑电反应性对预后的判断能力优于体感诱发电位（Gutling et al.，1995）。

5.3.4　其他情况

以上列举的临床情况并不详尽。例如，中毒性－代谢性疾病代表了常见的更深层次的病因（Kaplan & Rossetti，2011）。ICU 常使用全身麻醉，许多化合物如吸入麻醉药（异氟醚）、巴比妥类药物（硫喷妥钠、戊巴比妥）、丙泊酚（Akrawi et al.，1996）以及苯二氮卓类药物（如咪达唑仑）等，根据药物使用的剂量，可诱发显著的弥漫性慢波、不连续脑电图、爆发－抑制，甚至完全抑制。有趣的是，大多数药物主要通过调节 $GABA_A$ 受体来发生作用，并因此可以在低剂量时弥漫性地增强快节律或纺锤波（Feshchenko et al.，1997）。当然，由于临床条件不同，这些改变会叠加在基础的局灶性或弥漫性脑电改变上。

中毒可能对脑电图有很大影响（Kaplan & Rossetti，2011）。阿片类药物通常会减慢背景波，而神经阻滞剂和抗抑郁药（特别是抗胆碱能药物如奥氮平、氯氮平或高剂量三环类药物）可能会诱发其他广泛或局灶性癫痫样放电及三相波（Amann et al.，2003；Silvestri et al.，1998）；锂也可能导致类似变化（Caviness & Evidente，2003）。与巴比妥类和苯二氮卓类相比，催眠类化合物会以不同的方式调节 $GABA_A$ 受体，并增加 β 活动（Bloetzer et al.，2007）。含有 β－内酰胺环的抗生素可以作为 GABA 拮抗剂，在治疗剂量下，除头孢吡肟外，尤其是在合并肾损害时，临床意义上的中毒（伴有背景波减慢和三相波转变）或癫痫发作是罕见的（Jallon et al.，2000）。

代谢紊乱反映在 EEG 上，表现为进行性背景波减慢——特殊病例的 EEG 甚至完全抑制——并出现节律性 δ 波（FIRDA）或三相波（Sutter et al.，2013a）。

5.4　展望

随着脑电自动分析设备的发展，技术上的不断改进不仅使床旁视频 EEG 具有相当高的性能，而且简化了数据存储过程。近年来，技术上的改进也正在经历一个新的飞跃和发展（Wilson et al.，2004；Furbass et al.，2012；Sackellares et al.，2011）。这些软件已被北美几家大型中心广泛采用，应用于连续 EEG 监测技术中，在欧洲也有所发展。它们是基于几种数学方法，使用标准 10 – 20 脑电电极的振幅整合 EEG 信号，该信号不仅可以实现癫痫和棘波的检测，还可以实现伪迹排除（如眼球运动、肌电或电极接触不良）以及多项指标（如抑制率、α/δ 比率）的量化，这对于脑损伤患者的多模式监测可能是极为重要的。另外非常重要的一点是，它们可以在记录过程中实时显示分析结果，从而为未受过训练的护理人员提供更容易获取的潜在 EEG 预测信息（图 5.5）。虽然这些软件的性能稳步提高，但所有方法仍然缺乏独立的验证，因此，作为"金标准"，还需要对原始脑电信号进行监测（图 5.6）。给大部分致力于 ICU 脑电记录的中心配备可靠的脑电自动分析软件迟早会实现，只是时间早晚的问题；脑电图判读者的专业程度对于解释有争议的模式以及将 EEG 数据与临床情况结合均十分重要。

66

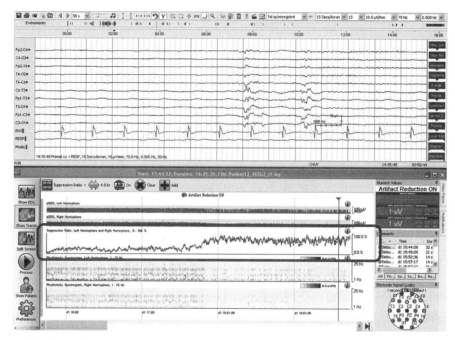

图 5.5　上半部分：一例 73 岁男性患者接受麻醉药物治疗难治性癫痫的原始脑电图，屏幕显示为 15 s 的记录（纵向双极电极，20 mm/s，10 μV/mm）；下半部分：超过 4 h 的定量脑电图，框内为抑制率，以利于跟踪镇静的深度。右边的条形为原始 EEG 显示的位置

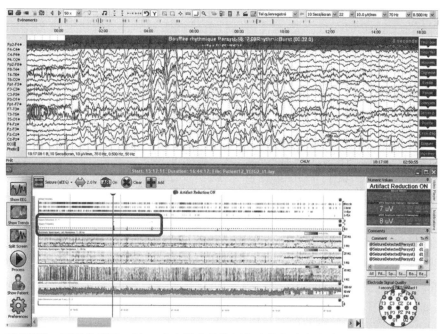

图 5.6　下半部分：屏幕总结了一例 46 岁女性患者使用麻醉药物治疗全身性惊厥持续状态后 2 h 的定量脑电图数据。框内为自动检测癫痫发作，垂直的标记对应于检测到的癫痫发作。上半部分：为相应的原始脑电记录（屏幕为 10 s；纵向双极电极，30 mm/s，10 μV/mm），显示出间歇性的、轮廓分明的 δ 减慢，没有癫痫放电

颅内电极也受到越来越多的关注，尽管目前是出于科研目的而非直接的临床目的。例如，在蛛网膜下腔出血患者中，癫痫发作更常见于皮层内（38%）而非头皮源性（8%），无任何癫痫发作（无严重残疾风险）的患者，其预后优于头皮脑电图记录到的癫痫（25%的风险）或仅有皮层内癫痫（50%的风险）的患者。有关学者推测，应该有一定的脑功能使癫痫发作传播到皮层，但这仍然有待验证（Claassen et al.，2013）。在另一项研究中，半数严重创伤性脑损伤患者被观察到扩散性去极化，并且与不良预后的风险增加有关（Hartings et al.，2011）。扩散性去极化也被认为与蛛网膜下腔出血患者的迟发性缺血具有电相关性（Dreier et al.，2009），并与脑电图变化相关（Drenckhahn et al.，2012）。虽然这些观察结果为在这些特定临床条件下了解脑部病理生理学开辟了新的途径，但仍然没有关于癫痫治疗对预后影响的答案，我们应该记住一个重要的局限性：样本数量有限，并且在病理状态下（即同侧和靠近病灶的对侧）的患者通常不具有可比性。在这些环境和其他临床环境中的进一步评估显然需要了解颅内脑电图的预后作用。

在过去的 10 年中，ICU 持续 EEG 监测已经有了显著发展。研究表明，对该类患者应监测至少 24 h 以检测 88% 的癫痫发作（且应进行 48 h 监测以捕获 93% 的癫痫）。绝大多数癫痫发作是非惊厥性的，因此仅通过临床观察进行监测很容易被错过（Claassen et al.，2004）。然而，在最近一份对 242 名患者（并不局限于 ICU 患者，因为 ICU 患者包含了各种不同的潜在的诊断）的分析中发现，如果最初 30 min 的记录缺乏痫样活动，那么持续 EEG 记录上有癫痫发作的可能性也极低（风险估计为 3%，而出现癫痫样放电者为 22%）（Shafi et al.，2012）。这个重要的信息表明，第一次例行的 EEG 可能有助于确定那些值得进行 EEG 监测的受试者，这将极大地提高成本和时间效益，特别是在资源相对有限的地区（目前，这一考虑仍然适用于西方国家的大多数大型中心，而不是发展中国家）。基于同样的想法，最近的研究证明，关于缺氧导致的昏迷患者，重复的常规 EEG 记录（通常持续 20 ~ 30 min）可能是有用的，特别是对预后的预测，在这个特定的背景中，在最初的 24 ~ 48 h，连续 EEG 监测记录并没有随时间变化而发生显著改变（Crepeau et al.，2013；Alvarez et al.，2013b）。

总之，脑电图是急性脑功能障碍患者预后评估非常有用的工具，然而，与其他所有预测因素一样，它必须与其他变量相结合从而成为一种多模态的方法，才能更加可靠稳健地预测临床预后，同时也能最大程度减少假阳性预测（详见第 6 章和第 7 章）。令人稍有失望的是，ICU 中的脑电图仍然代表一种预后指标，而不是具有治疗意义的诊断工具。由于最新的技术发展正在迅速改变临床医生和临床神经生理学家的治疗环境，因此，希望未来能从有效性和潜在治疗效果的角度概述最佳的治疗方法。

【致谢】给予罗赛蒂博士支持的瑞士国家科学基金（Grant CR32I3_143780）。

参考文献

Abend N S, Topjian A, Ichord R, et al., 2009. Electroencephalographic monitoring during hypothermia after pediatric cardiac arrest [J]. Neurology, 72：1931 – 1940.

Accolla E A, Kaplan P W, Maeder-Ingvar M, et al., 2011. Clinical correlates of frontal intermittent rhythmic delta activity（FIRDA）［J］. Clinical Neurophysiology, 122：27 – 31.

Akrawi W P, Drummond J C, Kalkman C J, et al. , 1996. A comparison of the electrophysiologic characteristics of EEG burst-suppression as produced by isoflurane, thiopental, etomidate, and propofol［J］. J Neurosurg Anesthesiol, 8：40 – 46.

Alvarez V, Oddo M, Rossetti A O, 2013a. Stimulus-induced rhythmic, periodic or ictal discharges（SIRPIDs）in comatose survivors of cardiac arrest：characteristics and prognostic value［J］. Clin Neurophysiol, 124：204 – 208.

Alvarez V, Sierra-Marcos A, Oddo M, et al. , 2013b. Yield of intermittent versus continuous EEG in comatose survivors of cardiac arrest treated with hypothermia［J］. Crit Care, 17：R190.

Amann B L, Pogarell O, Mergl R, et al. , 2003. EEG abnormalities associated with antipsychotics：a comparison of quetiapine, olanzapine, haloperidol and healthy subjects［J］. Hum Psychopharmacol, 18：641 – 646.

Arboix A, Comes E, Garcia-Eroles L, et al. , 2003. Prognostic value of very early seizures for in-hospital mortality in athero-thrombotic infarction［J］. Eur Neurol, 50：78 – 84.

Bassetti C, Bomio F, Mathis J, et al. , 1996. Early prognosis in coma after cardiac arrest：aprospective clinical, electrophysiological, and biochemical study of 60 patients［J］. J Neurol, Neurosurg, and Psychiatry, 61：610 – 615.

Berkhoff M, Donati F, Bassetti C, 2000. Postanoxic alpha（theta）coma：a reappraisal of its prognostic significance［J］. Clin Neurophysiol, 111：297 – 304.

Bloetzer C, Carota A, Augsburger M, et al. , 2007. Zopiclone intoxication：value of electroencephalography in the emergency room［J］. Eur Neurol, 58：246 – 247.

Carrera E, Michel P, Despland P A, et al. , 2006. Continuous assessment of electrical epileptic activity in acute stroke［J］. Neurology, 67：99 – 104.

Caviness J N, Evidente V G, 2003. Cortical myoclonus during lithium exposure［J］. Arch Neurol, 60：401 – 404.

Chong D J, Hirsch L J, 2005. Which EEG patterns warrant treatment in the critically ill? Reviewing the evidence for treatment of periodic epileptiform discharges and related patterns［J］. J Clin Neurophysiol, 22：79 – 91.

Claassen J, Mayer S A, Kowalski R G, et al. , 2004. Detection of electrographic seizures with continuous EEG monitoring in critically ill patients［J］. Neurology, 62：1743 – 1748.

Claassen J, Hirsch L J, Frontera J A, et al. , 2006. Prognostic significance of continuous EEG monitoring in patients with poor-grade subarachnoid hemorrhage［J］. Neurocrit Care, 4：103 – 112.

Claassen J, Jette N, Chum F, et al. , 2007. Electrographic seizures and periodic discharges after intracerebral hemorrhage［J］. Neurology, 69：1356 – 1365.

Claassen J, Perotte A, Albers D, et al. , 2013. Nonconvulsive seizures after subarachnoid hemorrhage：multimodal detection and outcomes［J］. Annals of Neurology, 74：53 – 64.

Cloostermans M C, van Meulen F B, Eertman C J, et al. , 2012. Continuous electroencephalography monitoring for early prediction of neurological outcome in postanoxic patients after cardiac arrest：a prospective cohort study［J］. Crit Care Med, 40：2867 – 2875.

Crepeau A Z, Rabinstein A A, Fugate J E, et al. , 2013. Continuous EEG in therapeutic hypothermia after cardiac arrest: prognostic and clinical value [J]. Neurology, 80: 339 – 344.

Dennis L J, Claassen J, Hirsch L J, et al., 2002. Nonconvulsive status epilepticus after subarachnoid hemorrhage [J]. Neurosurgery, 51: 1136 – 1143; discussion, 1144. *69*

Dreier J P, Major S, Manning A, et al., 2009. Cortical spreading ischaemia is a novel process involved in ischaemic damage in patients with aneurysmal subarachnoid haemorrhage [J]. Brain, 132: 1866 – 1881.

Drenckhahn C, Winkler M K, Major S, et al., 2012. Correlates of spreading depolarization in human scalp electroencephalography [J]. Brain, 135: 853 – 868.

Feshchenko V A, Veselis R A, Reinsel R A, 1997. Comparison of the EEG effects of midazolam, thiopental, and propofol: the role of underlying oscillatory systems [J]. Neuropsychobiology, 35: 211 – 220.

Foley J M, Watson C W, Adams R D, 1950. Significance of the electroencephalographic changes in hepatic coma [J]. Trans Am Neurol Assoc, 51: 161 – 165.

Foreman B, Claassen J, Khaled A K, et al., 2012. Generalized periodic discharges in the critically ill: a case control study of 200 patients [J]. Neurology, 79: 1951 – 1960.

Fountain N B, Waldman W A, 2001. Effects of benzodiazepines on triphasic waves: implications for nonconvulsive status epilepticus [J]. J Clin Neurophysiol, 18: 345 – 352.

Fugate J E, Wijdicks E F, Mandrekar J, et al., 2010. Predictors of neurologic outcome in hypothermia after cardiac arrest [J]. Ann Neurol, 68: 907 – 914.

Furbass F, Hartmann M, Perko H, et al., 2012. Combining time series and frequency domain analysis for a automatic seizure detection [J]. Conf Proc IEEE Eng Med Biol Soc, 2012: 1020 – 1023.

Gaspard N, Manganas L, Rampal N, et al., 2013. Similarity of lateralized rhythmic delta activity to periodic lateralized epileptiform discharges in critically ill patients [J]. JAMA Neurol, 70: 1288 – 1295.

Gloor P, Ball G, Schaul N, 1977. Brain lesions that produce delta waves in the EEG [J]. Neurology, 27: 326 – 333.

Gutling E, Gonser A, Imhof H G, et al., 1995. EEG reactivity in the prognosis of severe head injury [J]. Neurology, 45: 915 – 918.

Hallberg B, Grossmann K, Bartocci M, et al., 2010. The prognostic value of early aEEG in asphyxiated infants undergoing systemic hypothermia treatment [J]. Acta Paediatr, 99: 531 – 536.

Hartings J A, Watanabe T, Bullock M R, et al., 2011. Spreading depolarizations have prolonged direct current shifts and are associated with poor outcome in brain trauma [J]. Brain, 134: 1529 – 1540.

Hesdorffer D C, Benn E K, Cascino G D, et al., 2009. Is a first acute symptomatic seizure epilepsy? Mortality and risk for recurrent seizure [J]. Epilepsia, 50: 1102 – 1108.

Hirsch L J, Claassen J, Mayer S A, et al., 2004. Stimulus-induced rhythmic, periodic, or ictal discharges (SIRPIDs): a common EEG phenomenon in the critically ill [J]. Epilepsia, 45: 109 – 123.

Hirsch L J, Laroche S M, Gaspard N, et al., 2013. American Clinical Neurophysiology Society's standardized critical care EEG terminology: 2012 version [J]. J Clin Neurophysiol, 30: 1 – 27.

Hockaday J M, Potts F, Epstein E, et al., 1965. Electroencephalographic changes in acute cerebral anoxia from cardiac or respiratory arrest [J]. Electroencephalogr Clin Neurophysiol, 18: 575 – 586.

Holzer M, 2010. Targeted temperature management for comatose survivors of cardiac arrest [J]. N Engl J Med, 363: 1256 – 1264.

Jallon P, Fankhauser L, du Pasquier R, et al., 2000. Severe but reversible encephalopathy associated with cefepime [J]. Neurophysiol Clin, 30: 383 – 386.

Josephson S A, 2010. Predicting neurologic outcomes after cardiac arrest: the crystal ball becomes cloudy [J]. Ann Neurol, 67: A5 – A6.

Kaplan P W, Rossetti A O, 2011. EEG patterns and imaging correlations in encephalopathy: encephalopathy part Ⅱ [J]. J Clin Neurophysiol, 28: 233 – 251.

Kaplan P W, Genoud D, Ho T W, et al., 1999. Etiology, neurologic correlations, and prognosis in alpha coma [J]. Clin Neurophysiol, 110: 205 – 213.

Kaplan P W, Genoud D, Ho T W, et al., 2000. Clinical correlates and prognosis in early spindle coma [J]. Clin Neurophysiol, 111: 584 – 590.

Kessler S K, Topjian A A, Gutierrez-Colina A M, et al., 2011. Short-term outcome prediction by electroencephalographic features in children treated with therapeutic hypothermia after cardiac arrest [J]. Neurocrit Care, 14: 37 – 43.

Knake S, Rochon J, Fleischer S, et al., 2006. Status epilepticus after stroke is associated with increased long-term case fatality [J]. Epilepsia, 47: 2020 – 2026.

Labovitz D L, Hauser W A, Sacco R L, 2001. Prevalence and predictors of early seizure and status epilepticus after first stroke [J]. Neurology, 57: 200 – 206.

Landsness E, Bruno M A, Noirhomme Q, et al., 2011. Electrophysiological correlates of behavioural changes in vigilance in vegetative state and minimally conscious state [J]. Brain, 134: 2222 – 2232.

Markand O N, 1984. Electroencephalography in diffuse encephalopathies [J]. J Clin Neurophysiol, 1: 357 – 407.

Nash K B, Bonifacio S L, Glass H C, et al., 2011. Video EEG monitoring in newborns with hypoxic-ischemic encephalopathy treated with hypothermia [J]. Neurology, 76: 556 – 562.

Oddo M, Rossetti A O, 2011. Predicting neurological outcome after cardiac arrest [J]. Curr Opin Crit Care, 17: 254 – 259.

Oddo M, Carrera E, Claassen J, et al., 2009. Continuous electroencephalography in the medical intensive care unit [J]. Crit Care Med, 37: 2051 – 2056.

Ong C, Gilmore E, Claassen J, et al., 2012. Impact of prolonged periodic epileptiform discharges on coma prognosis [J]. Neurocrit Care, 17: 39 – 44.

Passero S, Rocchi R, Rossi S, et al., 2002. Seizures after spontaneous supratentorial intracerebral hemorrhage [J]. Epilepsia, 43: 1175 – 1180.

Pohlmann-Eden B, Hoch D B, Cochius J I, et al., 1996. Periodic lateralized epileptiform discharges—a critical review [J]. J Clin Neurophysiol, 13: 519 – 530.

Reith J, Jorgensen H S, Nakayama H, et al., 1997. Seizures in acute stroke: predictors and prognostic significance [J]. The Copenhagen Stroke Study. Stroke, 28: 1585 – 1589.

Rittenberger J C, Popescu A, Brenner R P, et al., 2012. Frequency and timing of nonconvulsive status epilepticus in comatose post-cardiac arrest subjects treated with hypothermia [J]. Neurocrit Care, 16: 114 – 122.

Rivierez M, Landau-Ferey J, Grob R, et al., 1991. Value of electroencephalogram in prediction and diagnosis of vasospasm after intracranial aneurysm rupture [J]. Acta Neurochir (Wien), 110: 17 – 23.

Rossetti A O, Maeder-Ingvar M, Reichhart M D, et al., 2005. Transitory sleep spindles impairment in deep cerebral venous thrombosis ［J］. Neurophysiol Clin, 35：19 – 23.

Rossetti A O, Logroscino G, Liaudet L, et al. , 2007. Status epilepticus：an independent outcome predictor after cerebral anoxia ［J］. Neurology, 69：255 – 260.

Rossetti A O, Oddo M, Logroscino G, et al. , 2009. Outcome prediction after cardiac arrest treated with hypothermia ［J］. Epilepsia, 50：8.

Rossetti A O, Oddo M, Logroscino G, et al. , 2010. Prognostication after cardiac arrest and hypothermia：a prospective study ［J］. Ann Neurol, 67：301 – 307.

Rossetti A O, Carrera E, Oddo M, 2012. Early EEG correlates of neuronal injury after brain anoxia ［J］. Neurology, 78：796 – 802.

Rundgren M, Rosen I, Friberg H, 2006. Amplitude-integrated EEG（aEEG）predicts outcome after cardiac arrest and induced hypothermia ［J］. Intensive Care Med, 32：836 – 842.

Rundgren M, Westhall E, Cronberg T, et al. , 2010. Continuous amplitude-integrated electroencephalogram predicts outcome in hypothermia-treated cardiac arrest patients ［J］. Crit Care Med, 38：1838 – 1844.

Sackellares J C, Shiau D S, Halford J J, et al. , 2011. Quantitative EEG analysis for automated detection of nonconvulsive seizures in intensive care units ［J］. Epilepsy Behav, 22（Suppl 1）, S69 – S73.

Samaniego E A, Persoon S, Wijman C A, 2011. Prognosis after cardiac arrest and hypothermia：a new paradigm ［J］. Curr Neurol Neurosci Rep, 11：111 – 119.

Shafi M M, Westover M B, Cole A J, et al. , 2012. Absence of early epileptiform abnormalities predicts lack of seizures on continuous EEG ［J］. Neurology, 79：1796 – 1801.

Silvestri R C, Bromfield E B, Khoshbin S, 1998. Clozapine-induced seizures and EEG abnormalities in ambulatory psychiatric patients ［J］. Ann Pharmacother, 32：1147 – 1151.

Stecker M M, Cheung A T, Pochettino A, et al. , 2001. Deep hypothermic circulatory arrest：Ⅰ. Effects of cooling on electroencephalogram and evoked potentials ［J］. Ann Thorac Surg, 71：14 – 21.

Stevens R D, Sutter R, 2013. Prognosis in severe brain injury ［J］. Crit Care Med, 41：1104 – 1123.

Sutter R, Stevens R D, Kaplan P W, 2013a. Clinical and imaging correlates of EEG patterns in hospitalized patients with encephalopathy ［J］. J Neurol, 260：1087 – 1098.

Sutter R, Stevens R D, Kaplan P W, 2013b. Significance of triphasic waves in patients with acute encephalopathy：a nine-year cohort study ［J］. Clin Neurophysiol, 124：1952 – 1958.

Synek V M, 1988. Prognostically important EEG coma patterns in diffuse anoxic and traumatic encephalopathies in adults ［J］. J Clin Neurophysiol, 5：161 – 174.

Synek V M, Synek B J, 1984. Theta pattern coma, a variant of alpha pattern coma ［J］. Clin Electroencephalogr, 15：116 – 121.

Synek V M, Synek B J, 1988. Transition from alpha to theta pattern coma in fatal cerebral anoxia ［J］. Clin Exp Neurol, 25：109 – 113.

Thenayan E A, Savard M, Sharpe M D, et al. , 2010. Electroencephalogram for prognosis after cardiac arrest ［J］. J Crit Care, 25：300 – 304.

Thoresen M, Hellstrom-Westas L, Liu X, et al. , 2010. Effect of hypothermia on amplitude-integrated electroencephalogram in infants with asphyxia ［J］. Pediatrics, 126：e131 – e139.

Tsetsou S, Oddo M, Rossetti A O, 2013. Clinical outcome after a reactive hypothermic EEG following cardiac arrest ［J］. Neurocrit Care, 19：283 – 286.

Urakami Y, 2012. Relationship between, sleep spindles and clinical recovery in patients with traumatic brain injury: a simultaneous EEG and MEG study [J]. Clin EEG Neurosci, 43: 39 – 47.

Vespa P M, Nuwer M R, Juhasz C, et al., 1997. Early detection of vasospasm after acute subarachnoid hemorrhage using continuous EEG ICU monitoring [J]. Electroencephalogr Clin Neurophysiol, 103: 607 – 615.

Vespa P M, Boscardin W J, Hovda D A, et al., 2002. Early and persistent impaired percent alpha variability on continuous electroencephalography monitoring as predictive of poor outcome after traumatic brain injury [J]. J Neurosurg, 97: 84 – 92.

Vespa P M, O'phelan K, Shah M, et al., 2003. Acute seizures after intracerebral hemorrhage: a factor in progressive midline shift and outcome [J]. Neurology, 60: 1441 – 1446.

Vespa P M, Miller C, Mcarthur D, et al., 2007. Nonconvulsive electrographic seizures after traumatic brain injury result in a delayed, prolonged increase in intracranial pressure and metabolic crisis [J]. Crit Care Med, 35: 2830 – 2836.

Vespa P M, Mcarthur D L, Xu Y, et al., 2010. Nonconvulsive seizures after traumatic brain injury are associated with hippocampal atrophy [J]. Neurology, 75: 792 – 798.

Wijdicks E F, Parisi J E, Sharbrough F W, 1994. Prognostic value of myoclonus status in comatose survivors of cardiac arrest [J]. Ann Neurol, 35: 239 – 243.

Wijdicks E F, Hijdra A, Young G B, et al., 2006. Practice parameter: prediction of outcome in comatose survivors after cardiopulmonary resuscitation (an evidence-based review): report of the Quality Standards Subcommittee of the American Academy of Neurology [J]. Neurology, 67: 203 – 210.

Wilson S B, Scheuer M L, Emerson R G, et al., 2004. Seizure detection: evaluation of the reveal algorithm [J]. Clin Neurophysiol, 115: 2280 – 2291.

Young G B, 2009. Clinical practice. Neurologic prognosis after cardiac arrest [J]. N Engl J Med, 361: 605 – 611.

Young G B, Mclachlan R S, Kreeft J H, et al., 1997. An electroencephalographic classification for coma [J]. Can J Neurol Sci, 24: 320 – 325.

Zeiler S R, Turtzo LC, Kaplan P W, 2011. SPECT-negative SIRPIDs argues against treatment as seizures [J]. J Clin Neurophysiol, 28: 493 – 496.

第6章　体感诱发电位在急性意识障碍预后判断中的应用

Marleen C. Tjepkema-Cloostermans[①]，Michel J. A. M. van Putten[①]，
Janneke Horn[②] 著　杨　勇，任艳超 译

摘　要

预测 ICU 患者的命运是极具挑战性的。在这种背景下，体感诱发电位（somatosensory evoked potential，SSEP）可以作为辅助性的多模态神经评价手段。在本章中，我们将讨论在 ICU 中 SSEP 的原则、应用和局限性，并重点关注昏迷患者的预后。如果能够正确地执行和解释，SSEP 的采集将是一种非常可靠和可重复的方法。在记录过程中，要注意提高信噪比：如果噪声水平过高，外围响应异常，或在第二组刺激中不能重现响应。在这些情况下，对 SSEP 的解释不能可靠地进行。双侧无皮质反应是一个可靠的预测因子，对于缺氧昏迷的患者来说，其神经系统的预后较差，但对脑损伤或中风的患者来说却不是这样。

6.1　引言

在重症监护室（ICU）中，每一位处于昏迷状态的患者都存在关于结局预测的问题（第 1 章）。治疗组和家庭成员都需要获得有关恢复意识的机会和长期功能结果的信息。关于这个话题的可靠信息是必要的，以决定是否限制使用甚至取消支持性的重症护理治疗。躯体感觉诱发电位（SSEPs）在这种情况下经常被使用，而且根据昏迷的不同状态证实是非常有用的。

6.2　SSEP 原理（参见第 2 章）

SSEP 是一种小的（<10～50 μV）电信号，是在对一些外围神经给予一组电刺激

---

①M. C. Tjepkema-Cloostermans，MD，PhD & M. J. A. M. van Putten，MD，PhD：Clinical Neurophysiology，MIRA—Institute for Biomedical Technology and Technical Medicine，University of Twente；Departments of Clinical Neurophysiology and Neurology，Medisch Spectrum Twente，Enschede，The Netherlands.

②J. Horn，MD，PhD：Department of Intensive Care Medicine，Academic Medical Center，University of Amsterdam，Amsterdam，The Netherlands. e-mail：j. horn@ amc. uva. nl

后，可以从颅骨记录到的非侵入性信号，以评估从外周感觉神经系统到感觉皮层，通过脊髓、脑干和丘脑的背侧和丘系通路运行的完整通路（Cruccu et al.，2008）。该通路由四级神经元组成：首级神经元的胞体位于背根神经节、三叉神经节、中脑三叉神经核和迷走神经节。二级神经元位于背柱的嘴侧部（楔形核和纤细核）。这些第二神经元的轴突穿过中线，投射到丘脑腹后核（三级神经元）。从那里，该通路投射到躯体感觉皮层区域（四级神经元）网络，包括初级和次级躯体感觉皮层、顶叶后皮层、中后脑岛部和中扣带回皮层（图6.1）。

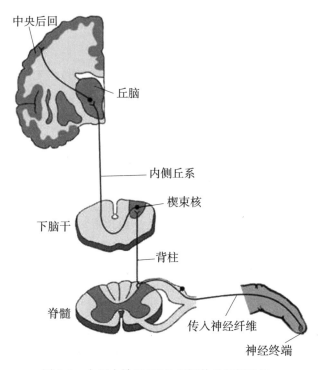

图6.1　由正中神经SSEP所评估的解剖连接

SSEPs通常是通过双极经皮电刺激在选定神经上的皮肤上诱发的，并在传导束上的盘状电极上记录。例如，在正中神经给予刺激，可以在肘部、Erb点（颈丛上方、锁骨上方）以及颈、顶叶和额叶皮层位置放置记录电极（图6.2；另参见第2章）。只有当外周反应存在时，才能可靠地解释皮层反应。在SSEP波形的命名中，N或P后面是一个整数，用来表示在健康的参考人群中记录的波的极性（分别为正、负）和刺激后潜伏期（以毫秒表示）（例如P15，N20）。最早的皮质电位是N20，它主要在初级躯体感觉皮层产生，丘脑中神经细胞与表面和深层锥体细胞在此发生突触连接（Allison et al.，1991）。与潜伏期较长的皮层反应相比，N20是最稳定的，是随着脑病程度或药物镇静水平的增加而最晚消失的波形，然而值得注意的是，N20相对独立于临床上的镇静水平（Cruccu et al.，2008）。由于后来出现的皮层波形（如P45、N60和P/N100）是不可靠的，更易受镇静水平的影响，所以N20被广泛应用于几乎所有的临床预后问题。

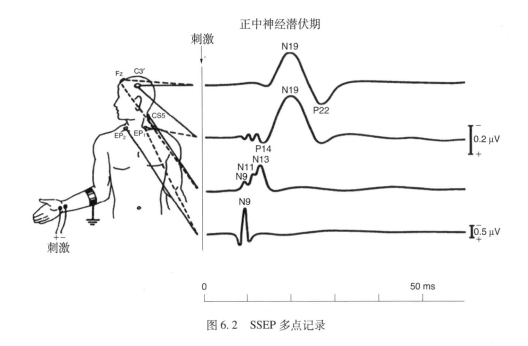

图 6.2　SSEP 多点记录

6.3　在 ICU 中 SSEP 记录的缺陷与局限性

　　SSEP 解释的主要问题之一是观察者间一致性，若干研究对此做了广泛的描述（Zandbergen et al.，2006a；Pfeifer et al.，2013）。Zandbergen 等人调查了连续 56 例缺氧缺血性昏迷患者（Zandbergen et al.，2006a）；这些记录是由 5 名经验丰富的临床神经生理学家独立记录的。缺氧缺血性昏迷中 SSEPs 的观察者间一致性仅为中度（卡帕值为0.52，95% 置信区间 0.20 ～ 0.65），出现不一致的原因主要与潜在的电噪声有关，这意味着在获得合理的信噪比方面存在困难。噪声水平在 0.25 μV 以上的记录中，平均卡帕值为 0.34，一致性较好；而在噪声水平低于 0.25 μV 的记录中，平均卡帕值提高到0.74，一致性十分显著。Pfeifer 等人在心脏骤停后入院的患者中也报告了类似的结果（Pfeifer et al.，2013）。为了解决上述问题，可将连续的 SSEP 与连续的 EEG 监测相结合。这可以用来监测严重脑损伤患者的病情恶化情况（Amantini et al.，2009）。然而，在临床实践中，这种方法仍然很少使用。值得注意的是，几乎所有关于使用 SSEP 进行预测的文献都使用了短潜伏期皮层反应（N20）的缺失或存在来进行分析。是否可以利用皮层反应的振幅尚不确定。在连续 SSEP 和 EEG 使用过程中，N20 波幅 <1.2 μV 被用来当作描述异常 SSEP 的界线（Bosco et al.，2011），但需要强调的是，这一阈值并不能为 N20 分析心脏骤停后的预后提供任何证据或作为现行实践。

　　应尽量提高信噪比。Zandbergen 等人建议，作为定向阈值，经平均处理后，皮层和颈的噪声峰值幅度应小于 0.25 μV，特别是在 SSEP 本身的频率内（20 ～ 500 Hz）（Zandbergen et al.，2006a）。肌肉松弛剂（加上少量镇静剂，如 5 mg 咪达唑仑）可改善肌肉活动较多患者的 SSEP 采集质量。此外，应尽可能关闭 ICU 中可能造成干扰的电子设备。此外，提供更多的刺激（多达 1000 Hz 或者更多）和增加刺激强度有助于优化信噪比。此外，有学者人建议，刺激率可能影响 SSEP 记录的结果（Robinson & Micklesen, 2010）（见第 2 章）。由于在实际的 SSEP 采集过程中往往没有临床医师在场，因此技术人员的作用对获得可靠的结果至关重要。

6.4　SSEP 的解释标准

在解释 SSEP 时，除了信噪比之外，还应考虑其他标准。一侧的 N20 峰只有在满足以下所有标准的情况下才能被认为是存在的（Zandbergen et al., 2006a）：

（1）它应该有一个适当的潜伏期（即至少比正常身高成人后颈区域记录的相应 N13 峰晚出现 4.5 ms）。

（2）它应该出现在另一侧，并且应该与从同侧到刺激侧的记录有明显的区别。因此，建议不仅记录刺激后的对侧感觉皮层，还应记录同侧的感觉皮层。这可以防止将起源于脑干的 N18 误读为 N20。

（3）在第二组刺激中，任何电位都应当清楚地再现。

双侧 N20 峰的缺失需要在 Erb 点和颈部（N13）上方存在正常电位，以确保脉冲通过一个完整的外周通路到达中枢神经系统。图 6.3 列举说明了 N20 皮层反应存在和缺失的 SSEP 采集的例子。

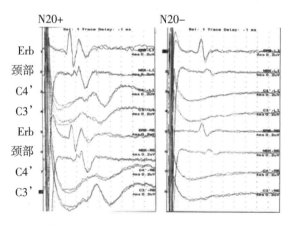

图 6.3　刺激正中神经后 SSEP 有皮层反应和无皮层反应

6.5　混杂因素和镇静

皮层反应一般不受中度药理镇静或代谢紊乱的影响，这些因素常常阻碍 ICU 中的临床神经学检查。但是，应积极排除大剂量中毒、非常严重的生化或代谢紊乱和解剖（例如高颈段）损害。即使在镇静水平下，皮层 N20 反应可能仍然可见，足以诱发等电位脑电信号（Cruccu et al.，2008；Rothstein，2004）。然而，在使用高剂量巴比妥酸盐时应注意：大剂量硫喷妥钠可增加正中神经 SSEP 和脑干听觉神经诱发反应的潜伏期，振幅降低（Drummond et al.，1985）。目前尚不清楚振幅降低是否会使皮层反应降低到不能被识别的水平。为治疗颅内压升高而使用的硫喷妥钠（或戊巴比妥钠）可以让患者在昏迷期间没有皮层反应，且最终康复良好，这在文献中已有报道（Robe et al.，2003）。这表明高剂量巴比妥酸盐能抑制 SSEP 皮层反应。丙泊酚对 SSEP 振幅的抑制作用很小，在大多数情况下可以量化为小于 10%（Langeron et al.，1999）。此外，咪达唑仑和阿片类对 SSEP 振幅和潜伏期只产生中度影响（Langron et al.，1999；Asouhidou et al.，2010；Laureau et al.，1999；Taniguchi et al.，1992）。在手术室的神经监测中使用高剂量的瑞芬太尼（0.8 mcg/kg/min）可使皮质成分降低 20%～80%（Asouhidou et al.，2010）。另一方面，如上文所述，在某些情况下，甚至可以使用低剂量的镇静剂来提高 SSEP 记录的质量。尤其是在脑电图上具有普遍周期性放电的患者（见第 3 章、第 4 章和第 5 章），在某些情况下使用丙泊酚后，这种放电可以被抑制。与诱发电位相比，这些周期性放电的振幅往往更大，并且会干扰皮层反应的检测。

6.6　缺氧后昏迷的预后分析

双侧缺乏短潜伏期（N20）SSEP 反应一直被认为是最强有力的、患者循环停止后仍失去知觉的预后不良预测因素（Rossetti et al.，2010；Bouwes et al.，2012）。在未接受低温治疗的患者中，于事件发生后 24 小时或更长时间内，双侧大脑皮层 N20 反应的缺失是神经功能恢复不良的可靠预测因素（这被认为意识没有恢复）（Zandbergen et al.，2006b）。最近一项对 ICU 接收的心脏骤停和低温治疗后入院的患者的所有 SSEP 记录情况的系统回顾研究结果显示，假阳性率（FPR）低至 0.007，95% 置信区间 0.001～0.047（Kamps et al.，2013）。这些记录是在恢复正常体温后进行的。即使在治疗性体温过低时的记录也可能具有良好的预后价值，但置信区间更宽（Tiainen et al.，2005；Bouwes et al.，2009）。

不幸的是，双侧保留 N20 并不意味着心脏骤停后患者的预后良好。事实上，只有一小部分复苏后有不良预后的患者的 SSEP 反应呈阴性，导致敏感性低（Kamps et al.，2013；Cloostermans et al.，2012）。SSEP 的这种低敏感性也反映在 EEG 模式的巨大可变性中，这种可变性可以在保留 N20 的患者中观察到，包括癫痫状态，甚至是极低电压的 EEG。由于锥体细胞突触功能主要由 EEG 反应，而 SSEP 主要评价丘脑皮层突触功能，对这系列特殊现象的一个可能的解释是低氧选择性损伤皮层锥体细胞突触功能，而丘脑皮质突触得以保留（van Putten，2012）。

晚期皮层 SSEP 反应的预后价值反映了初级感觉皮层以外的相关皮质区的功能。尽管从科学的角度来看，它是有希望的，但它似乎仍然不够可靠，不能用于临床环境下的日常临床治疗决策（Pfeifer et al., 2013；Zandbergen et al., 2006c）。

6.7 创伤性脑损伤的预后分析

在严重创伤性脑损伤（traumatic brain injury，TBI）患者中，有关 SSEP 预测结果的可靠性是矛盾的。Sleigh 等在一项包括 105 名患者的前瞻性且采用盲法的队列研究中提出，正中神经 SSEPs 是神经功能预后不良的可靠的预测因子，敏感性为43%，无假阳性（Taniguchi et al., 1992）。相反，在其他几项研究中，有报道最初双侧缺乏 N20 反应的TBI 患者，后来却恢复意识，只遗留有轻微残疾（Cruccu et al., 2008）。这些结果表明，在此临床背景下，皮质 SSEP 反应的缺失并不是一个可靠的预测因子。最可能的解释是，在头部外伤中，短暂的 N20 消失可能是由于水肿导致的局灶性中脑功能障碍（Cruccu et al., 2008），或局灶性皮质损伤。因此，SSEP 应始终与其他神经生理工具和临床检查相结合，以提高预测值的准确性（Cruccu et al., 2008；Taniguchi et al., 1992）。此外，在TBI 患者中，当应用临床神经生理检查时，排除周围神经、神经根或脊髓的创伤性损伤尤为重要。使问题复杂化的是，对周围神经的临床检查在意识水平降低的患者身上有时会很难进行。

6.8 中风的预后分析

Su 等（2010）和 Zhang 等（2011 年）对严重缺血性或出血性中风患者使用正中神经 SSEP 检测进行了研究。据报告，至少在一侧没有皮层 N20 反应或双侧 N20 - P25 振幅比值异常，与不良预后的相关性有显著的统计学意义（Su et al., 2010）。Zhang 的报告指出，损伤对侧 N20 或 N60（一个晚期电位）的缺失有助于预测严重中风患者的不良预后（Zhang et al., 2011）。除了这些研究外，在这种临床环境下与脑影像学研究相结合的临床评估似乎比单独使用 SSEP 更可靠、更稳定。

在蛛网膜下腔出血患者中，正中神经、胫神经 SSEP，以及正中神经 SSEP 的中枢传导时间都不能作为有效的预后预测指标。患者最初的临床分级仍然是唯一令人满意的预测指标（Wachter et al., 2011）。

6.9 脓毒症的预后分析

在严重脓毒症和脓毒性休克患者中，84% 的患者出现皮层 SSEP 峰值潜伏期延长。可用这些潜伏期辅助诊断脓毒症性脑病及其严重程度（Zauner et al., 2002）。然而，在这些患者中，并没有报告指出 SSEPs 有助于确定临床预后。

6.10　结论

SSEP 可以用于 ICU 昏迷患者的预后分析，因为它代表了床旁可用的简单技术，因此可以相对容易实现。特别是对于心脏骤停后昏迷患者，这项技术可以提供有价值的附加信息。然而，根据这些技术做出治疗决定的医生应该充分意识到其内在的局限和缺陷。为提高测试的可靠性，应指导执行检测记录的技术人员如何优化信噪比。

79

参考文献

Allison T，McCarthy G，Wood C C，et al.，1991. Potentials evoked in human and monkey cerebral cortex by stimulation of the median nerve. A review of scalp and intracranial recordings［J］. Brain，114（6）：2465 – 2503.

Amantini A，Fossi S，Grippo A，et al.，2009. Continuous EEG-SEP monitoring in severe brain injury［J］. Neurophysiol Clin，39：85 – 93.

Asouhidou I，Katsaridis V，Vaidis G，et al.，2010. Somatosensory Evoked Potentials suppression due to remifentanil during spinal operations：a prospective clinical study［J］. Scoliosis，5：8.

Bosco E，Marton E，Feletti A，et al.，2011. Dynamic monitors of brain function：a new target in neurointensive care unit［J］. Crit Care，15：R170.

Bouwes A，Binnekade J M，Zandstra D F，et al.，2009. Somatosensory evoked potentials during mild hypothermia after cardiopulmonary resuscitation［J］. Neurology，73：1457 – 1461.

Bouwes A，Binnekade J M，Kuiper M A，et al.，2012. Prognosis of coma after therapeutic hypothermia：a prospective cohort study［J］. Ann Neurol，71：206 – 212.

Cloostermans M C，van Meulen F B，Eertman C J，et al.，2012. Continuous electroencephalography monitoring for early prediction of neurological outcome in postanoxic patients after cardiac arrest：a prospective cohort study［J］. Crit Care Med，40：2867 – 2875.

Cruccu G，Aminoff M J，Curio G，et al.，2008. Recommendations for the clinical use of somatosensory-evoked potentials［J］. Clin Neurophysiol，119：1705 – 1719.

Drummond J C，Todd M M，U H S，1985. The effect of high dose sodium thiopental on brain stem auditory and median nerve somatosensory evoked responses in humans［J］. Anesthesiology，63：249 – 254.

Kamps M J，Horn J，Oddo M，et al.，2013. Prognostication of neurologic outcome in cardiac arrest patients after mild therapeutic hypothermia：a meta-analysis of the current literature［J］. Intensive Care Med，39：1671 – 1682.

Langeron O，Vivien B，Paqueron X，et al.，1999. Effects of propofol，propofolnitrous oxide and midazolam on cortical somatosensory evoked potentials during sufentanil anaesthesia for major spinal surgery［J］. Br J Anaesth，82：340 – 345.

Laureau E，Marciniak B，Hebrard A，et al.，1999. Comparative study of propofol and midazolam effects on somatosensory evoked potentials during surgical treatment of scoliosis［J］. Neurosurgery，45：69 – 74.

Pfeifer R，Weitzel S，Gunther A，et al.，2013. Investigation of the inter-observer variability effect on the prognostic value of somatosensory evoked potentials of the median nerve（SSEP）in cardiac arrest survivors using an SSEP classification［J］. Resuscitation，84：1375 – 1381.

Robe P A, Dubuisson A, Bartsch S, et al. , 2003. Favourable outcome of a brain trauma patient despite bilateral loss of cortical somatosensory evoked potential during thiopental sedation ［J］. J Neurol Neurosurg Psychiatry, 74: 1157 – 1158.

Robinson L R, Micklesen P J, 2010. Does stimulus rate matter when performing somatosensory evoked potentials for coma patients?［J］. Neurocrit Care, 12: 69 – 73.

Rossetti A O, Oddo M, Logroscino G, et al. , 2010. Prognostication after cardiac arrest and hypothermia: a prospective study ［J］. Ann Neurol, 67: 301 – 307.

Rothstein T L, 2004. Recovery from near death following cerebral anoxia: a case report demonstrating superiority of median somatosensory evoked potentials over EEG in predicting a favorable outcome after cardiopulmonary resuscitation ［J］. Resuscitation, 60: 335 – 341.

Su Y Y, Xiao S Y, Haupt W F, et al. , 2010. Parameters and grading of evoked potentials: prediction of unfavorable outcome in patients with severe stroke ［J］. J Clin Neurophysiol, 27: 25 – 29.

Taniguchi M, Nadstawek J, Pechstein U, et al. , 1992. Total intravenous anesthesia for improvement of intraoperative monitoring of somatosensory evoked potentials during aneurysm surgery ［J］. Neurosurgery, 31: 891 – 897.

Tiainen M, Kovala T T, Takkunen O S, et al. , 2005. Somatosensory and brainstem auditory evoked potentials in cardiac arrest patients treated with hypothermia ［J］. Crit Care Med, 33: 1736 – 1740.

van Putten M J, 2012. The N20 in post-anoxic coma: are you listening?［J］. Clin Neurophysiol, 123: 1460 – 1464.

Wachter D, Christophis P, Stein M, et al. , 2011. Use of multimodal electrophysiological monitoring to predict outcome after subarachnoid hemorrhage?［J］. A prospective series. J Neurosurg Sci, 55: 179 – 187.

Zandbergen E G, Hijdra A, de Haan R J, et al. , 2006a. Interobserver variation in the interpretation of SSEPs in anoxic-ischaemic coma ［J］. Clin Neurophysiol, 117: 1529 – 1535.

Zandbergen E G J, Hijdra A, Koelman J H T M, et al. , 2006b. Prediction of poor outcome within the first 3 days of postanoxic coma ［J］. Neurology, 66: 62 – 68.

Zandbergen E G, Koelman J H, de Haan R J, et al. , 2006c. SSEPs and prognosis in postanoxic coma: only short or also long latency responses?［J］. Neurology, 67: 583 – 586.

Zauner C, Gendo A, Kramer L, et al. , 2002. Impaired subcortica and cortical sensory evoked potential pathways in septic patients ［J］. Criti Care Med, 30: 1136 – 1139.

Zhang Y, Su Y Y, Ye H, et al. , 2011. Predicting comatose patients with acute stroke outcome using middle-latency somatosensory evoked potentials ［J］. Clin Neurophysiol, 122: 1645 – 1649.

第 7 章　认知事件相关电位在急性意识障碍预后判断中的应用

Marzia De Lucia[①]，Athina Tzovara[②] 著　杨　艺 译

摘　要

81

EEG 是一种有效的床旁检测工具，用于评估昏迷患者认知功能的完整程度，主要是通过记录对感觉刺激的反应，对所谓的事件相关电位（event-related potential，ERP）进行放大。不同的 ERP 范式提供不同水平认知功能的相关信息，从基本的听觉处理和听觉区分功能［即失匹配负波（MMN）］到复杂声音序列的异常检测。其中，MMN 范式有效性极高，因为多数存在 MMN 反应的患者预后较好。MMN 的高效预测能力是基于昏迷后数周或数月的评估发现：早期缺乏 MMN 反应的患者往往不能恢复意识。然而，MMN 在临床的应用仍十分有限，是由于 MMN 难以用于个体评估。EEG 多元解码提供了一种强有力的工具，采用最小先验包含准则，在个体水平量化患者的听觉区分程度，可给出非常满意的觉醒预测结果。此外，有关急性缺血缺氧昏迷患者低温治疗的研究发现，无论患者的预后结果如何，在昏迷的前几天，患者仍保留听觉的区分能力。因此，　82
本章提出一个整体框架，用于评估患者随时间变化的听觉区分能力，在评估过程中，听觉区分能力退化的患者最终恢复结果较差；相反，听觉改善的患者最终苏醒。

7.1　引言

重型脑损伤常会导致患者昏迷，昏迷患者无法对刺激作出反应，也不能感知周围环境。这样会影响临床医生评估患者残余的神经功能以及感知外界环境的能力。尽管大多数患者昏迷数天后会苏醒，但是仍有部分患者会长期处于意识减弱的状态（植物状态或微意识状态）（Laureys et al.，2004）。早期昏迷复苏的临床治疗包括现代神经保护技术，

---

①M. De Lucia，PhD：Laboratoire de Recherche en Neuromagerie，Department of Clinical Neurosciences，Lausanne University Hospital，MP16 05 559，Chemin de Mont-Paisible 16，1011 Lausanne，Switzerland. e-mail: marzia. delucia@ chuv. ch

②A. Tzovara，PhD：Electroencephalography Brain Mapping Core，Center for Biomedical Imaging（CIBM）& Department of Rediology，Lausanne University Hospital and University of Lausanne，Lausanne，Switzerland

比如低温治疗（therapeutic hypothermia，TH）（Bernard et al.，2002），低温治疗已经帮助越来越多的昏迷患者苏醒，特别是心脏骤停患者（Oddo et al.，2006）。这些研究进展激励神经科学家和临床医生重新评估昏迷患者的残余认知功能以及与预后的关系（Bouwes et al.，2009；Rossetti et al.，2010）。此外，旨在将最先进的神经影像学方法应用于临床环境的转化研究有望加深我们对昏迷的生理机制的认识，并最终提高昏迷患者的整体治疗水平（Amantini et al.，2011；King et al.，2013；Tzovara et al.，2013）（见第 8 章和第 12 章）。其中，EEG 是一种有效且经济的床旁检测工具，用于测量患者对感觉刺激的大脑反应（事件相关电位，ERPs）（Fischer et al.，1999，2004；Bouwes et al.，2009）。

神经影像研究结果对临床标准评估提出质疑，特别是慢性阶段。一个典型的例子就是，血流动力学研究表明意识障碍患者虽然能够通过"命令－响应"范式进行交流，但是仍可能被误诊为植物状态（也称为无反应觉醒）（Owen et al.，2006）。此类范例证实，患者虽然无法对外界刺激做出明显的行为反应，但仍然能够调节有关交流意愿的大脑活动（Owen et al.，2006；Cruse et al.，2011）。然而，大多数研究主要集中在各种病因的昏迷患者，植物状态以及昏迷后数月的患者，急性昏迷期患者的认知功能的完整程度仍在研究中，特别是接受低温治疗的早期缺血缺氧患者（Bernard et al.，2002；Choi et al.，2012）。下文将回顾 ERPs 在昏迷研究最常见的应用，包括接受低温治疗的缺血缺氧昏迷患者的最近研究结果。

7.2 现有 ERP 研究方案概述

床旁记录意识障碍患者的感觉刺激反应得到的 ERPs 能够有效评估患者的神经功能（Fischer et al.，1999；Luaute et al.，2005；Daltrozzo et ai.，2009）。研究的兴趣点包括两方面。一方面，重点在于理解昏迷期间尚未改变的大脑信息处理功能及其与预后的关系。另一方面，评估昏迷期间残余的认知功能为研究意识丧失或者部分丧失状态下不变的大脑功能打开了一扇窗户（Bekinschtein et al.，2009；Faugeras et al.，2012）。这一研究方向与解决基础神经科学中人类认知处理和意识之间的难题密切相关（Boly et al.，2013）。昏迷患者的研究可能会对睡眠和麻醉领域类似的研究有所补充。

在昏迷研究领域，神经影像技术发展方向之一是建立与患者交流的间接渠道，这些患者可能有意识且潜在地表达主观意愿（Owen et al.，2006；Cruse et al.，2011）。［在急性昏迷中，有意识地获取任何形式的感觉输入都不可能，此时，用以评估神经功能完整程度的神经影像技术可以针对不同的目标。这方面的研究通过设计试验方案，研究基本的感觉处理和主要基于潜在和自动机制的认知功能（Lew et al.，2006）。］

体感诱发电位（SSEPs）（Zandbergen et al.，1998）和脑干听觉诱发电位（auditory evoked potentials，AEPs）已经在临床实践中被广泛地用于各种病因导致昏迷的患者的预后判断（Zandbergen et al.，1998；Gendo et al.，2001；Robinson et al.，2003；Bouwes et al.，2009）（见第 6 章）。SSEPs 早期成分的缺失间接地表明了感觉通路和/或初级感觉皮层的损伤。然而，在预后较差以及生存较久的患者中，早期的皮层反应（N20）均获保留（Bouwes et al.，2009）。SSEPs 主要反映感觉皮层的信息处理且提供有关结局不好的信息，而 ERPs 主要反映认知信息处理且能提供有关觉醒或者恢复意识的信息（Lew et al.，2006）。

听觉模式是记录认知 ERPs 最直接的渠道，是由于其容易应用于无反应的、处于昏迷的（Kane et al.，1993；Fischer et al.，1999，2004；Daltrozzo et al.，2009）或者是植物/微意识状态的患者（Neumann & Kotchoubey，2004；Kotchoubey et al.，2005；Boly et al.，2011）。AEP 的实验方案中最著名的是失匹配负波（MMN）范式（Naatanen et al.，1978；Garrido et al.，2009），MMN 范式是一种简单的声音刺激序列，在重复多次的某个频率（标准刺激）声音插入稀少（偏差刺激）的声音。通常，在正常人中，偏差和标准声音刺激产生的 AEPs 之间的负波差异（即失匹配负波）大多出现在刺激后 150 ms 且在额叶 - 中央脑区最为显著（Garrido et al.，2009）（图 7.1）。MMN 是大脑区分声音的前注意和前意识标记，甚至在排除了任何形式的自上而下对感觉进行处理的影响后也能检测到，比如睡眠（Ruby et al.，2008；Sculthorpe et al.，2009）以及深度麻醉（Koelsch et al.，2006）。有关昏迷患者的 MMN 文献很多，而且提供了大量的证据证实 MMN 成分与患者苏醒概率的相关性（Kane et al.，1993；Fischer et al.，2004；Luaute et al.，2005；Naccache et al.，2005；Wijnen et al.，2007；Tzovara et al.，2013）。无论 MMN 的检测是在昏迷早期（Kane et al.，1993），昏迷后数周（Fischer et al.，2004；Naccache et al.，2005）还是数月（Boly et al.，2011）（参见第 9 章），有关各种病因的昏迷研究证实了以上观点。

其他的复杂范式在声音组间水平检验听觉处理的规律性，而 MMN 在个体声音水平表示听觉自动处理的规律性（Bekinschtein et al.，2009）。在这种情况下，通过在重复 5 组声音中偶尔加入偏差声音就可以在数秒内发现其规律性。在神经层面，例如在个体识别 MMN 范式中，少数的偏差声音比识别单个声音的意义更大，因为前者需要个体理解其规律性，而后者是一个自动处理过程（Bekinschtein et al.，2009）。已有研究发现大多数微意识（Bekinschtein et al.，2009）或者恢复意识（Faugeras et al.，2012）的患者能够觉察范式中的这种不规律性，因此认为复杂的范式会涉及意识处理过程。

基于 Oddball 规则的其他听觉范式也应用于意识损伤的研究（Sutton et al.，1965；Friedman et al.，2001）。Oddball 范式包括重复的单一标准事件，比如一种声音，以及插入意外目标或者突显刺激。目标刺激在健康个体诱发所谓 P300 反应（参见第 9 章和第 11 章），为出现在大约刺激后 300 ms 且位于中央脑区的正电位（Sutton et al.，1965）。P300 和 MMN 的区别在于，P300 的产生跟受试者集中注意力关注重要的事件或将发生的动作有关（Friedman et al.，2001）。此外，与 MMN 相比，P300 的峰值出现在晚潜伏期（P300 大约出现在刺激后 300 ms，而 MMN 大约出现在刺激后 150 ms）。有趣的是，有报告指出，如果靶刺激足够突显，P300 反应可以出现在睡眠甚至昏迷患者中（Signorino et al.，1995）。因此，考虑到姓名对患者的高度突显性，大多数研究利用中性的声音作为标准刺激，将患者的名字作为目标刺激并掺入标准刺激中（Signorino et al.，1995；Fischer et al.，2008；Holeckova et al.，2008）。临床实践利用单个电极测量 P300 作为中央脑区的调幅，大约 40% 患者在昏迷平均 20 天后出现 P300 反应（Fischer et al.，2008）。这种情况下，P300 的出现跟患者觉醒程度的变化有关（觉醒特异性约 85%）

（Fischer et al.，2008）。然而，患者昏迷数月进入植物状态或者微意识状态后，P300 出现的概率明显变小（约 25%）（Fischer et al.，2010）。可能由于这类患者意识无法恢复，注意力相关的处理能力长期退化导致。

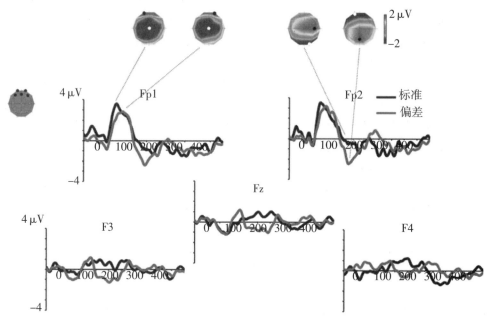

图 7.1　一名典型受试者在标准和偏差声音刺激下的额叶 - 中央脑区五个电极的平均 AEPs（分别用黑线和红线表示）。刺激后 100 ms 的电压地形图显示标准和偏差声音刺激形成的位于中央脑区的典型 N100 成分。标准和偏差声音刺激的负波差异和对应的电压分布的时间延迟为刺激后 150～200 ms。地形图中的白点和黑点分别表示全电极导联中的最小和最大电压值

其他应用于无意识患者的认知的 ERP 范式都是基于语言材料，检验对语义或语音不一致的神经反应（Kutas & Hillyard，1980）。这种范式通常能够在正常受试者身上诱发 N400 成分，大约出现在歧义刺激后 400 ms，甚至也可以通过被动听觉刺激诱发出该成分（Perrin & Garcia-Larrea，2003）。严重意识障碍患者中，主要（但不局限于）在微意识患者中，能够观察到 N400 成分（Schoenle & Witzke，2004）。

总的来说，存在偏差检测或者语义处理相关的 ERP 成分可能预示昏迷患者良好的恢复结果，但是 ERP 不足以作为可靠的临床预测指标。将 ERP 引入临床实践之前，首先要确定 ERP 没有假阳性应答，并且在大样本的队列研究中得到验证。MMN 是预测觉醒的主要潜在候选者之一。

7.3　应用于临床的失匹配负波

尽管现有文献（Kane et al.，1993；Fischer et al.，2004；Naccache et al.，2005；Wijnen et al.，2007）认为 MMN 比其他范式 ERP 更适合作为指标以预测患者恢复的概率，然而 MMN 在临床实践中的应用仍十分受限。最主要的原因在于，在个体水平评估

MMN 十分困难。过往的临床研究评估 MMN 依赖在单电极水平预测 AEP 水平出现的一个诱发活动（Fischer et al.，1999，2004）。研究通过对额叶 – 中央区电极的 AEP 取平均值得到的一种负波，即所谓 N100 成分（Hillyard et al.，1973），被认为是初级听觉皮层听觉处理的"惯常"标记（Naatanen & Picton，1987）。该成分的评估取决于主观阈值，反应的是该调幅与基线的区别，且因系统性因素无法在约30%的患者中检测到（例如，见 Fischer et al.，1999）。不仅丧失听觉处理能力的患者无法实现 N100 评估，而且，更严重的是，AEPs 成分的信噪比差的患者也被排除，临床环境中大量的电磁噪声会导致较差的信噪比（另请参阅，如 Faugeras et al.，2012）（参见第 2 章）。导致的结果是，通过高质量信号的限定，在分析 AEPs，包括那些存在 N100 反应的患者的 MMN 时可能会有偏差，而不同感觉刺激得到的 MMN 结果很有可能也不同。此外，对昏迷患者测得的 AEPs 很可能不同于正常人典型的诱发波形，而且不同患者间的波形也存在差异（见图 7.1 正常对照组在标准和偏差声音刺激下的 ERP 反应以及图 7.2 昏迷患者的反应）。因此，如果存在其他与正常受试者 AEP 相似的成分来源的话，来自于正常人 AEP 均值的 N100 成分的有效性将十分有限。

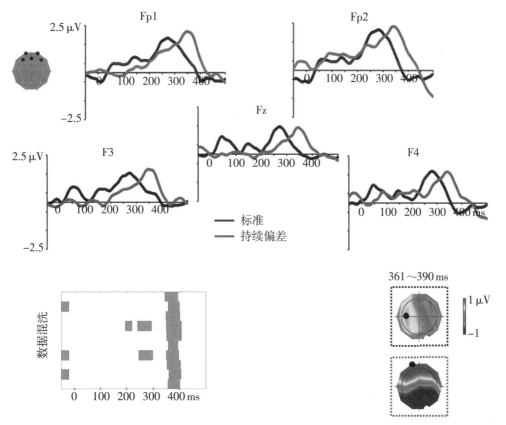

图 7.2　一个接受低温治疗的缺血缺氧昏迷的典型病例在昏迷 24 h 内在标准 – 偏差声音刺激下的平均 AEPs 反应，反应从额叶 – 中央区的 5 个电场测得

　　左下图展示了多元解码算法得到的多个数据混洗的差异活动以及数据导向的周期估计。混合数据的共同差异时间起始于刺激后约 360 ms，且持续到约 390 ms。右下图展示了该时间段声音刺激下的电压地形图分布，其中白点和黑点分别表示全电极导联中的最小和最大电压。

86 　改善诱发电位和听觉刺激微分反应的评估十分有价值，比如，MMN 作为临床电生理指标进行预后判断的潜力巨大（Kane et al.，1993；Fischer et al.，2004；Luaute et al.，2005；Naccache et al.，2005；Wijnen et al.，2007；Tzovara et al.，2013）。首先，MMN 常规应用于急性昏迷，能够尽可能及时准确地将患者的预后情况告知家属。其次，考虑经济问题，昂贵的重症监护的维持和发展取决于其对患者的实际效用。最后，人们对患者早期状态的认识不断深入有利于优化患者个体康复方案。下文将介绍一种方法以及结果替代基于单一电极 ERPs 的 N100 和 MMN 响应的传统评估方法。

7.4　用于评估听觉区分能力的多元解码

87 　对急性昏迷患者而言，理想的方法是针对患者进行个体分析并提供及时的信息。患者可能表现出高度异质性的 EEG 活动模式，呈现不同程度的昏迷状态和不同形式的脑损伤。评估患者的听觉和感觉刺激反应需要根据每个患者的反应灵活调整，而不必基于正常人群的特定反应纳入标准。而且，在绝大多数研究基于预测不良结局的情况下，研究对量化分析完整神经功能的敏感标记物的需求越来越高（Bouwes et al.，2009；Rossetti et al.，2010）。单次 EEG 试验的多元解码分析提供了一种可能在个体水平无偏评估患者 AEPs 的解决方法（Tzovara et al.，2013）。

　多元解码方法越来越多地用于神经影像学研究（Pereira et al.，2009；Weil & Rees，2010；Blankertz et al.，2011），且与单变量方法相比有多个优点。第一，这些技术的实施框架通常能提供在一组数据发现一种差别的模式和随后在单独观测组进行的测试中提供清晰的区分（Kriegeskorte et al.，2009）。第二，与单变量方法相比，多元解码方法更敏感，适用于不同条件的区分模式，实验条件包括功能核磁共振的体素（Staeren et al.，2009）以及脑电的时间窗和电极位置（Hausfeld et al.，2012）。第三，该方法在不预测特定反应的情况下，通过选择最适合患者的参数进行优化（De Lucia et al.，2011；King et al.，2013）。第四，普通 ERP 只表示刺激后的锁时活动，而解码算法能够处理单次实验的信息，因此能够研究刺激后不同时间延迟的活动（De Lucia et al.，2012）。许多多元解码算法提取信号中的最佳特征，以便最好地区分不同的实验条件（Lemm et al.，2011）。有些特征提取是根据特定环节中公认的现象（De Vos et al.，2012）进行。许多其他文献中记载的优化解码算法是通过特征盲扫或者整合多个 EEG 特征进行特征提取（Bourdaud et al.，2008；Murphy et al.，2011）。这种方法的缺点在于，从神经生理学的角度很难解释通过分类不同实验条件获取的信息。因此，建议基于盲扫最优特征组合以及灵活地应用解码算法两种方法结合并进行解释（Philiastides & Sajda，2006；Simanova et al.，2010）。本章介绍单次实验的地形图分析方法（Tzovara et al.，2012a，2012b）以及其在昏迷研究的应用（Tzovara et al.，2013）。

　该方法的分析基于连续 EEG 测得的电压地形图，目的在于获取在两个实验条件不同时间延迟下电压的地形分布。电压分布能够潜在地提供大脑中活跃信号源的分布信息。通过大脑脑区间的差异和参与刺激反应的脑区不同，可以解释在单次实验、单个患者上出现的不同电压分布情况（Murray et al.，2008）。即使患者无法得到可靠的大脑诱发活动，也会表现出不同时间延迟的电压地形分布。这种方法利用了不同时间长度的一个或多个时间窗和可变的时间延迟的大脑分布活动。两种实验条件的延迟时间不同，由于基础感觉处理出现在早期（即 < 150 ms），而更复杂细致的处理出现在后期。不同活动在不同时间多次出现被认为是大脑对特殊刺激的多层次处理（De Lucia et al.，2012）。

单次实验的地形图分析可表示单次脑电相应事件相关的电压分布。如果电压分布存在且随实验条件变化而变化，高性能的分析算法可区分在不同实验条件的电压分布。该算法包括三个步骤：第一，学习如何判别模型参数的几种可能组合模式；第二，检验优化算法用于评估，以及优化模型的分析性能；第三，评估以上结果的显著性。该过程可在单次记录或单个患者上实现，分析估计在特定设置参数下（即相关参数选择后）解码值的空分布。这种分布估计某种程度上应用了神经影像研究中典型的机器学习方法和分析算法，而且应用包含多个随机标记的训练数据模型。然后，可通过非参数检测将不同分析算法的解码值分布进行比较分析（Pereira et al.，2009）。

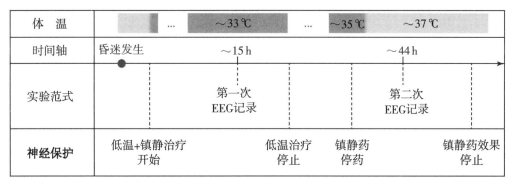

图 7.3 Tzovara 研究中的 EEG 记录范式，包含不同的镇静状态、低温治疗和对应的患者体温（Tzovara et al.，2013）

7.5 早期昏迷中的事件相关电位

昏迷患者的临床检查通常持续数天，故随时间变化监测方面可能出现临床改善（Kane et al.，1993）。然而，绝大多数 ERP 相关文献只报道单个患者单次测量结果。此外，这些研究记录 ERP 时，患者昏迷的病程不尽相同（Fischer et al.，2004；Naccache et al.，2005；Boly et al.，2011）。这些因素可能导致得到不正确的结果，尤其是无法检测到特定的反应。

最近，一项研究强调了缺血缺氧患者昏迷后几天内记录 ERP 的重要性，该研究招募了一组缺血缺氧患者，通过临床标准的 21 电极的 10 - 20 导联脑电图进行评估（Tzovara et al.，2013）。研究发现患者的听觉区分能力可能随时间发生变化，在间隔一天的两次记录中能检测到这种变化（图 7.3 和图 7.4a）。图 7.4 在不考虑患者个体结果显著性的情况下，平均分析性能按照结果和记录时间分组［记录时间分别为低温治疗（TH）和常温（NT）时］。结果显示了在整体水平上不同组听觉区分能力的变化，而且重要的是，结果能够较准确预测低温治疗患者的不良治疗效果（图7.4a）。这种模式的结果首先在实验组发现，随后通过独立的验证组进行验证，而且验证组事先并不知道实验组结果。所有去世患者的解码值从治疗性低温到常温在组间水平表现呈衰减趋势（图7.4b）。在个体水平上，患者听觉区分能力随时间的提高可较准确地预测患者好的恢复结果，因为只有恢复好的患者才会表现出治疗性低温到常温的改善（图7.4b）。本研究对30名患者三个月内恢复结果的预测准确率为100%。

这种方法的主要优势在于多元解码算法分析个体数据前不需要预选择。如果多元解码通过了大样本实验验证，则可应用到临床研究来预测患者的预后结果（Rossetti et al.，2010）（见第5章和第6章）。

关于恢复结果较差患者听觉区分功能退化潜在的生理机制仍需要进一步研究，很多假设都有可能用来解释但是需要验证。第一种假设认为，上述EEG研究方案测得的听觉能力反映了恢复结果差的患者听觉功能退化与神经元坏死有关。然而，这种假设没有考虑这类患者在低温治疗期间表现的较高的听觉区分能力（图7.4a）。此外，如果仅利用该假设解释实验结果，那么其他模式的听觉范式也会有相同的结果，这需要进一步研究验证不同类型听觉范式的结果。第二种假设关于不同条件下EEG的灵敏度，在低温治疗和镇静期间（常常使用了神经肌肉阻滞剂），由于肌电，微弱移动和眼动引起的伪迹可以忽略不计。去除伪迹有利于提高EEG信号的质量，而且可能提高听觉区分能力（Madhok et al.，2012）。该假设仍需要进一步验证，低温治疗期间EEG的较高灵敏度是否会影响患者的预测结果尚不明了（图7.4a）。

研究静息态EEG的特性对结果做出了另外的解释（Heine et al.，2012；Lechinger et al.，2013）。此类研究不仅可以了解低温治疗期间测得的数据质量，特别是"生理噪声"的程度，而且可以了解噪声与MMN方案期间诱发活动的关系［见Wu等（2012）研究低温对SSEP的影响］。我们认为最终死亡的患者在低温治疗期间表现出较为缓慢且较少的生理背景活动，这可以解释该条件下EEG可以更好地检测出MMN范式中的标准和偏差刺激。此外，以上数据可以让我们观察到研究结果到底是取决于有无接受低温治疗，还是取决于因其他原因导致昏迷（比如脑外伤）而在早期也能观察到未接受低温治疗的患者的表现。

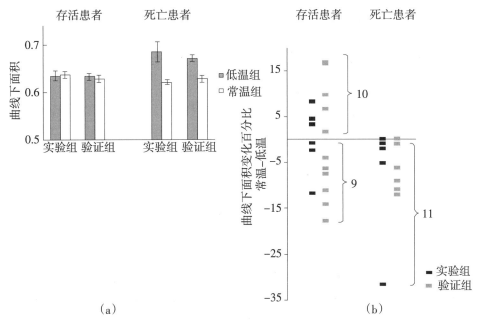

（a）　　　　　　　　　　　　（b）

图 7.4　a 为两组（实验组和验证组）缺血缺氧昏迷患者在标准和偏差声音刺激下的解码结果，根据恢复结果和记录时间（低温组和常温组）分别分组。实验组和验证组均发现，最终死亡的患者在低温治疗期间的解码结果最好，但是常温期间解码结果有所降低。b 为不同恢复结果的两组患者在不同时间段（低温和常温）解码结果差异的比值。恢复结果好的亚组患者表现为解码结果提高（预测患者三个月后恢复和苏醒结果的准确率达 100%）（数据来源：Tzovcara et al.，2013）

　　已有的研究大多忽视了最终死亡患者对声音序列刺激的灵敏度降低的现象（Fischeret al.，1999，2004；Daltrozzo et al.，2009），也从未考虑过患者在实验中显著的声音区分能力（Tzovara et al.，2013）。据我们所知，没有研究测量接受低温治疗患者在MMN 范式中的 AEPs。此外，先前关于不同昏迷病程患者的研究发现，ERPs 的结果迄今为止只反映了昏迷患者情况的冰山一角，比如在昏迷早期出现的 ERPs，即患者最终死亡的神经功能退化（Fischer et al.，1999，2004；Daltrozzo et al.，2009）。图 7.5 中，b 部分表示昏迷几天后标准和偏差刺激后理想的患者脑电反应。该模型可以解释为何恢复结果差的患者在长期昏迷后无法表现出标准和偏差刺激的反应。不同昏迷病程患者的刺激反应评估可揭示大脑功能更完整的构架。未来早期昏迷 ERP 研究可能会重新认识昏迷患者的大脑功能保留程度以及建立准确的预后指标。

91

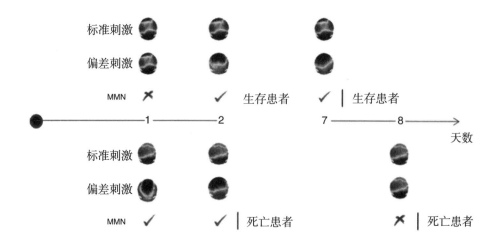

（a）早期昏迷患者的听觉区分能力　　　　　　（b）后期昏迷患者的听觉区分能力

图7.5　不同恢复结果患者在不同昏迷病程的声音刺激下的 EEG 反应的理论评价（直线之上为恢复结果好的患者，直线之下为恢复结果差的患者）。听觉区分能力的变化而不仅仅是这种能力的存在，可以预测早期昏迷患者生存的机会（如图 7.4 所示 30 名患者结果）。已有研究发现，昏迷数天后，对标准和偏差刺激有听觉区分能力的患者恢复结果好（如 b 上图所示），反之恢复结果差（如 b 下图所示）

参考文献

Amantini A, Carrai R, Fossi S, et al. , 2011. The role of early electroclinical assessment in improving the evaluation of patients with disorders of consciousness [J]. Funct Neurol, 26: 7 – 14.

Bekinschtein T A, Dehaene S, Rohaut B, et al. , 2009. Neural signature of the conscious processing of auditory regularities [J]. Proc Natl Acad Sci USA, 106: 1672 – 1677.

Bernard S A, Gray T W, Buist M D, et al. , 2002. Treatment of comatose survivors of out-of-hospital cardiac arrest with induced hypothermia [J]. N Engl J Med, 346: 557 – 563.

Blankertz B, Lemm S, Treder M, et al. , 2011. Single-trial analysis and classification of ERP components—a tutorial [J]. NeuroImage, 56: 814 – 825.

Boly M, Garrido M I, Gosseries O, et al. , 2011. Preserved feedforward but impaired top-down processes in the vegetative state [J]. Science, 332: 858 – 862.

Boly M, Seth A K, Wilke M, et al. , 2013. Consciousness in humans and non-human animals: recent advances and future directions [J]. Front Psychol, 4: 625.

Bourdaud N, Chavarriaga R, Galan F, et al. , 2008. Characterizing the EEG correlates of exploratory behavior [J]. IEEE Trans Neural Syst Rehabil Eng, 16: 549 – 556.

Bouwes A, Binnekade J M, Zandstra D F, et al. , 2009. Somatosensory evoked potentials during mild hypothermia after cardiopulmonary resuscitation [J]. Neurology, 73: 1457 – 1461.

Chennu S, Bekinschtein T A, 2012. Arousal modulates auditory attention and awareness: insights from sleep, sedation, and disorders of consciousness [J]. Front Psychol, 3: 65.

Choi H A, Badjatia N, Mayer S A, 2012. Hypothermia for acute brain injury-mechanisms and practical aspects [J]. Nat Rev Neurol, 8: 214 – 222.

Cruse D, Chennu S, Chatelle C, et al., 2011. Bedside detection of awareness in the vegetative state: a cohort study [J]. Lancet, 378: 2088 – 2094.

Daltrozzo J, Wioland N, Mutschler V, et al., 2009. Cortical information processing in coma [J]. Cogn Behav Neurol, 22: 53 – 62.

De Lucia M, Constantinescu I, Sterpenich V, et al., 2011. Decoding sequence learning from single-trial intracranial EEG in humans [J]. PLoS One, 6: e28630.

De Lucia M, Tzovara A, Bernasconi F, et al., 2012. Auditory perceptual decision-making based on semantic categorization of environmental sounds [J]. NeuroImage, 60: 1704 – 1715.

De Vos M, Thorne J D, Yovel G, et al., 2012. Let's face it, from trial to trial: comparing procedures for N170 single-trial estimation [J]. NeuroImage, 63: 1196 – 1202.

Faugeras F, Rohaut B, Weiss N, et al., 2012. Event related potentials elicited by violations of auditory regularities in patients with impaired consciousness [J]. Neuropsychologia, 50: 403 – 418.

Fischer C, Morlet D, Bouchet P, et al., 1999. Mismatch negativity and late auditory evoked potentials in comatose patients [J]. Clin Neurophysiol, 110: 1601 – 1610.

Fischer C, Luaute J, Adeleine P, et al., 2004. Predictive value of sensory and cognitive evoked potentials for awakening from coma [J]. Neurology, 63: 669 – 673.

Fischer C, Dailler F, Morlet D, 2008. Novelty P3 elicited by the subject's own name in comatose patients [J]. Clin Neurophysiol, 119: 2224 – 2230.

Fischer C, Luaute J, Morlet D, 2010. Event-related potentials (MMN and novelty P3) in permanent vegetative or minimally conscious states [J]. Clin Neurophysiol, 121: 1032 – 1042.

Friedman D, Cycowicz Y M, Gaeta H, 2001. The novelty P3: an event-related brain potential (ERP) sign of the brain's evaluation of novelty [J]. Neurosci Biobehav Rev, 25: 355 – 373.

Garrido M I, Kilner J M, Stephan K E, et al., 2009. The mismatch negativity: a review of underlying mechanisms [J]. Clin Neurophysiol, 120: 453 – 463.

Gendo A, Kramer L, Hafner M, et al., 2001. Timedependency of sensory evoked potentials in comatose cardiac arrest survivors [J]. Intensive Care Med, 27: 1305 – 1311.

Hausfeld L, De Martino F, Bonte M, et al., 2012. Pattern analysis of EEG responses to speech and voice: influence of feature grouping [J]. NeuroImage, 59: 3641 – 3651.

Heine L, Soddu A, Gomez F, et al., 2012. Resting state networks and consciousness: alterations of multiple resting state network connectivity in physiological, pharmacological, and pathological consciousness states [J]. Front Psychol, 3: 295.

Hillyard S A, Hink R F, Schwent V L, et al., 1973. Electrical signs of selective attention in the human brain [J]. Science, 182: 177 – 180.

Holeckova I, Fischer C, Morlet D, et al., 2008. Subject's own name as a novel in a MMN design: a combined ERP and PET study [J]. Brain Res, 1189: 152 – 165.

Kane N M, Curry S H, Butler S R, et al., 1993. Electrophysiological indicator of awakening from coma [J]. Lancet, 341: 688.

King J R, Faugeras F, Gramfort A, et al., 2013. Singletrial decoding of auditory novelty responses facilitates the detection of residual consciousness [J]. NeuroImage, 83: 726 – 738.

92

Koelsch S, Heinke W, Sammler D, et al., 2006. Auditory processing during deep propofol sedation and recovery from unconsciousness [J]. Clin Neurophysiol, 117: 1746 – 1759.

Kotchoubey B, Lang S, Mezger G, et al., 2005. Information processing in severe disorders of consciousness: vegetative state and minimally conscious state [J]. Clin Neurophysiol, 116: 2441 – 2453.

Kriegeskorte N, Simmons W K, Bellgowan P S, et al., 2009. Circular analysis in systems neuroscience: the dangers of double dipping [J]. Nat Neurosci, 12: 535 – 540.

Kutas M, Hillyard S A, 1980. Reading senseless sentences: brain potentials reflect semantic incongruity [J]. Science, 207: 203 – 205.

Laureys S, Owen A M, Schiff N D, 2004. Brain function in coma, vegetative state, and related disorders [J]. Lancet Neurol, 3: 537 – 546.

Lechinger J, Bothe K, Pichler G, et al., 2013. CRS-R score in disorders of consciousness is strongly related to spectral EEG at rest [J]. J Neurol, 260: 2348 – 2356.

Lemm S, Blankertz B, Dickhaus T, et al., 2011. Introduction to machine learning for brain imaging [J]. NeuroImage, 56: 387 – 399.

Lew H L, Poole J H, Castaneda A, et al., 2006. Prognostic value of evoked and event-related potentials in moderate to severe brain injury [J]. J Head Trauma Rehabil, 21: 350 – 360.

Luaute J, Fischer C, Adeleine P, et al., 2005. Late auditory and event-related potentials can be useful to predict good functional outcome after coma [J]. Arch Phys Med Rehabil, 86: 917 – 923.

Madhok J, Wu D, Xiong W, et al., 2012. Hypothermia amplifies somatosensory-evoked potentials in uninjured rats [J]. J Neurosurg Anesthesiol, 24: 197 – 202.

Murphy B, Poesio M, Bovolo F, et al., 2011. EEG decoding of semantic category reveals distributed representations for single concepts [J]. Brain Lang, 117: 12 – 22.

Murray M M, Brunet D, Michel C M, 2008. Topographic ERP analyses: a step-by-step tutorial review [J]. Brain Topogr, 20: 249 – 264.

Naatanen R, Picton T, 1987. The N1 wave of the human electric and magnetic response to sound: a review and an analysis of the component structure [J]. Psychophysiology, 24: 375 – 425.

Naatanen R, Gaillard A W, Mantysalo S, 1978. Early selective-attention effect on evoked potential reinterpreted [J]. Acta Psychol (Amst), 42: 313 – 329.

Naccache L, Puybasset L, Gaillard R, et al., 2005. Auditory mismatch negativity is a good predictor of awakening in comatose patients: a fast and reliable procedure [J]. Clin Neurophysiol, 116: 988 – 989.

Neumann N, Kotchoubey B, 2004. Assessment of cognitive functions in severely paralysed and severely brain-damaged patients: neuropsychological and electrophysiological methods [J]. Brain Res Protoc, 14: 25 – 36.

Oddo M, Schaller M D, Feihl F, et al., 2006. From evidence to clinical practice: effective implementation of therapeutic hypothermia to improve patient outcome after cardiac arrest [J]. Crit Care Med, 34: 1865 – 1873.

Owen A M, Coleman M R, Boly M, et al., 2006. Detecting awareness in the vegetative state [J]. Science, 313: 1402.

Pereira F, Mitchell T, Botvinick M, 2009. Machine learning classifiers and fMRI: a tutorial overview [J]. NeuroImage, 45: S199 – S209.

Perrin F, Garcia-Larrea L, 2003. Modulation of the N400 potential during auditory phonological/semantic interaction [J]. Brain Res Cogn Brain Res, 17: 36 – 47.

Philiastides M G, Sajda P, 2006. Temporal characterization of the neural correlates of perceptual decision making in the human brain [J]. Cereb Cortex, 16: 509 – 518.

Pratt H, Berlad I, Lavie P, 1999. "Oddball" event-related potentials and information processing during REM and non-REM sleep [J]. Clin Neurophysiol, 110: 53 – 61.

Robinson L R, Micklesen P J, Tirschwell D L, et al., 2003. Predictive value of somatosensory evoked potentials for awakening from coma [J]. Crit Care Med, 31: 960 – 967.

Rossetti A O, Oddo M, Logroscino G, et al., 2010. Prognostication after cardiac arrest and hypothermia: a prospective study [J]. Ann Neurol, 67: 301 – 307.

Ruby P, Caclin A, Boulet S, et al., 2008. Odd sound processing in the sleeping brain [J]. J Cogn Neurosci, 20: 296 – 311.

Schoenle P W, Witzke W, 2004. How vegetative is the vegetative state? Preserved semantic processing in VS patients-evidence from N400 event-related potentials [J]. NeuroRehabilitation, 19: 329 – 334.

Sculthorpe L D, Ouellet D R, Campbell K B, 2009. MMN elicitation during natural sleep to violations of an auditory pattern [J]. Brain Res, 1290: 52 – 62.

Signorino M, D'Acunto S, Angeleri F, et al., 1995. Eliciting P300 in comatose patients [J]. Lancet, 345: 255 – 256.

Simanova I, van Gerven M, Oostenveld R, et al., 2010. Identifying object categories from eventrelated EEG: toward decoding of conceptual representations [J]. PLoS One, 5: e14465.

Staeren N, Renvall H, De Martino F, et al., 2009. Sound categories are represented as distributed patterns in the human auditory cortex [J]. Curr Biol, 19: 498 – 502.

Sutton S, Braren M, Zubin J, et al., 1965. Evoked potential correlates of stimulus uncertainty [J]. Science, 150: 1187 – 1188.

Tzovara A, Murray M M, Michel C M, et al., 2012a. A tutorial review of electrical neuroimaging from group-average to single-trial event-related potentials [J]. Dev Neuropsychol, 37: 518 – 544.

Tzovara A, Murray M M, Plomp G, et al., 2012b. Decoding stimulusrelated information from single-trial EEG responses based on voltage topographies [J]. Pattern Recognition, 45: 2109 – 2122.

Tzovara A, Rossetti A O, Spierer L, et al., 2013. Progression of auditory discrimination based on neural decoding predicts awakening from coma [J]. Brain, 136: 81 – 89.

Weil R S, Rees G, 2010. Decoding the neural correlates of consciousness [J]. Curr Opin Neurol, 23: 649 – 655.

Wijnen V J, van Boxtel G J, Eilander H J, et al., 2007. Mismatch negativity predicts recovery from the vegetative state [J]. Clin Neurophysiol, 118: 597 – 605.

Wu D, Xiong W, Jia X, et al., 2012. Short-and long-latency somatosensory neuronal responses reveal selective brain injury and effect of hypothermia in global hypoxic ischemia [J]. J Neurophysiol, 107: 1164 – 1171.

Zandbergen E G, de Haan R J, Stoutenbeek C P, et al., 1998. Systematic review of early prediction of poor outcome in anoxic-ischaemic coma [J]. Lancet, 352: 1808 – 1812.

93

第8章 慢性意识障碍临床实践

Vanessa Charland-Verville[①], Steven Laureys[①], Olivia Gosseries[①], Aurore Thibaut[①], Marie-Aurélie Bruno[①] 著 虞容豪 译

95

摘 要

在过去的 15 年，前所未有的发现增加了我们对人类遭受严重脑损伤后关于意识恢复的科学认识。但如何鉴别"无反应觉醒综合征/植物状态"及微意识状态患者，就医疗管理而言，其伦理学考量仍然是一个主要挑战。在慢性意识障碍临床实践背景下，有效诊断是最重要的，其依靠标准化的行为评估和神经影像范式来检测意识的细微征象。对昏迷和相关状态下的大脑功能评估的改进不仅改变了疾病分类和医疗处理，而且为诊断及预后提供了更好的证据，并有助于进一步识别人类意识的神经关联。新近的治疗手段在促进意识恢复方面已显示了令人鼓舞的疗效，同时也改善了严重脑损伤患者意识的行为学表现。这些新见解对治疗策略、康复以及终止生命的决定提出了新的法律问题。

96

8.1 意识障碍

意识障碍（disorders of consciousness，DOC）在全球范围的残疾人口中占有很大的比例。严重脑损伤可以导致昏迷，昏迷患者表现为意识丧失，双目闭合，对外界刺激没有反应（Plum & Posner，1983）。当患者可以睁眼但仍然没有意识时，他们被诊断为植物状态（vegetative state，VS）（The Multi-Society Task Force on PVS，1994；Laureys & Schiff，2012）。在欧洲，因部分卫生界、媒体以及公众无意中将持续性植物状态这一术语表述为"植物样"来暗喻和诋毁患者而令部分人（如患者家属等）感到不适，故欧洲意识障碍专责小组提议将 VS 更名为"无反应觉醒综合征"（unresponsive wakefulness syndrome，UWS）（Laureys et al.，2010）。UWS 是一个更加中性的描述性术语，适用于描述一些处于觉醒（即睁眼）状态但缺乏反应性的临床表现（综合征）（即不能执行指令、没有意向性动作）。

当 UWS/VS 患者出现非自发反应的、目标导向的行为（即视觉追踪、可重复的遵

①V. Charland-Verville；M.-A. Bruno；O. Gosseries；A. Thibaut；S. Laureys，MD，PhD：Coma Science Group，Cyclotron Research Centre and Neurology Department，CHU Sart-Tilman Hospital and University of Liège，Liège 4000，Belgium. e-mail: ma. bruno@ulg. ac. be

嘱动作或疼痛定位）时，可被认为已进入微意识状态（minimally conscious state，MCS）（Giacino et al.，2002）。MCS 患者保留了部分波动性的觉知，但他们仍无法进行功能性交流。基于所展示行为的复杂性，最近有人提议将 MCS 分为 MCS –（即仅出现视觉追踪、疼痛定位或非偶发行为等简单的非自发反应动作）和 MCS +（即患者恢复了对简单指令的响应）（Bruno et al.，2011）。相对于 MCS +，MCS – 患者的优势半球的大脑代谢可能普遍减低，尤其是位于运动区、运动前区以及感觉运动区等功能上与言语理解和产出相关联的脑区（Bruno et al.，2012）。因此，MCS 患者的鉴别诊断主要是在于言语加工区的功能是否恢复（Thibaut et al.，2012）。一旦这些患者能够进行功能性交流或运用功能性物体，他们就可以被诊断为脱离了微意识状态（Giacino et al.，2002）。微意识状态是状态介于无意识与意识两者之间，两者之间的区别具有重要的治疗和伦理学意义（Hirschberg & Giacino，2011）。MCS 患者可能更容易感知疼痛（Boly et al.，2008；Chatelle et al.，2014a，2014b），可受益于镇痛治疗或者其他旨在促使他们与环境互动的干预措施（Cruse et al.，2011；Lule et al.，2013；Thibaut et al.，2014）。MCS 患者也更有可能比 UWS/VS 患者恢复到更高的意识水平（Luaute et al.，2010；Hirschberg & Giacino，2011）。一些国家已经确立了医生从 UWS/VS 患者撤除人工生命支持的法律权利（Gevers，2005；Perry et al.，2005；Ferreira，2007），但 MCS 患者不在此列（Manning，2012）。

8.2　行为学评估

在严重脑损伤患者中检测到明确的意识征象是一项具有挑战性的工作，这需要将本能反应从非反射性定向运动或遵嘱动作中区别开来。但运动反应或许是模棱两可、前后不一的，从而导致诊断的错误（Monti et al.，2009）。一项关于昏迷幸存者的前瞻性研究表明，在临床一致诊断为 UWS/VS 的 44 例患者中发现有 18 例被误诊。高达 41% 的误诊率理应促使临床医生使用经过验证的行为学量表进行 UWS/VS 诊断（Schnakers et al.，2009）。基于专家共识的 DOC 诊断指南已经发布（Giacino et al.，2002），但目前尚无床旁评估的程序指引。近十年来人们特别关注 UWS/VS 和 MCS 之间的鉴别诊断，许多用于评估慢性意识障碍患者的量表已经被开发出来。表 8.1 简述了用于慢性阶段的行为学评定量表。

97

美国康复医学会对这些行为评估量表进行了系统的、基于循证医学证据的评估，同时为临床应用提供了基于循证医学证据的建议（Seel et al.，2010）。建议使用昏迷恢复量表（修订版）［coma recovery scale（revised），CRS-R］（Giacino et al.，2004；Schnakers et al.，2008a：小结见表 8.2）。CRS-R 具有极好的效度，是唯一可以解决所有 Aspen 工作组（Aspen neurobehavioral conference workgroup）标准的量表（即用于区分 MCS 与 UWS/VS 的项目）。CRS-R 还有以下优点：以一种明确的方式，系统探寻非反射行为迹象（例如视觉追踪或对伤害性刺激的定位反应）以及遵嘱（行为）。例如视觉追踪，应以一面移动镜子来进行检测。正如我们所发现的，很多患者的眼睛不会对移动的物体或人员进行跟踪，但当采用自动参照刺激，如刺激患者自身的脸面时会出现眼球跟踪（Vanhaudenhuyse et al.，2008）。相反，诸如视觉惊吓（Vanhaudenhuyse & Giacino，2008）以及注视（Bruno et al.，2010）等反应已被证明不是反映意识的觉知成分，因此与UWS/VS的诊断相一致。重要的是，评估要多次重复进行，并由经过培训并有经验的评估人员进行（Lovstad et al.，2010）。各种干扰因素也应加以考虑，例如药物的镇静副作用（如抗痉挛或癫痫药物），或是否存在感染或出现其他医疗并发症。患者若有潜在的沟通障碍如失语症、失认症以及失用症时，会带来更多的问题（Majerus et al.，2005，2009）。因此，尽管有最好的临床评估方法，一些行为上没有反应的患者的残存认知或意识的觉知成分仍可能被低估（Giacino et al.，2014）。在具备功能神经成像技术的场所，这个具有挑战性的问题可以通过测试患者在静息时及接受感觉刺激时的大脑活动来解决（Di Perri et al.，2014；Gosseries et al.，2014a）。

8.3 神经影像学评估

行为量表是根据运动反应性的存在或缺失对患者的觉知进行推断。功能神经影像如正电子发射光谱成像（positron emission tomography，PET）、功能磁共振成像（functional magnetic resonance imaging，fMRI）及认知诱发电位可以对DOC患者的静息态及外部激活时的大脑活动进行定量与无创的研究（见第9章和第12章）。UWS/VS的fMRI激活研究（Bekinschtein et al.，2005；Di et al.，2007；Fernandez-Espejo et al.，2008；Coleman et al.，2009）证实了先前的PET研究所见，即保留的"低级"初级感觉皮层激活与"高级"联合皮层网络（例如额顶叶联合皮质、扣带回、前叶和丘脑）之间的连接中断（Laureys et al.，2004；Vanhaudenhuyse et al.，2010，2011；Langsjo et al.，2012；Demertzi et al.，2013），研究包括利用听觉（Laureys et al.，2000；Boly et al.，2005）、体感（Boly et al.，2008）、视觉（Owen et al.，2002），甚至情绪刺激（Bekinschtein et al.，2004；Schiff et al.，2005）。

这些神经成像技术也是为了检测"神经性的"（不依赖运动的）遵嘱而发展起来的。如fMRI所示，临床无反应患者可以执行心理意象的任务（Monti et al.，2010）。自此病例报告以来，类似的"主动"或"遵嘱"范式通过应用不同技术（如事件相关电位或肌电图）在严重脑损伤患者中进行了测试（Bekinschtein et al.，2008；Schnakers et al.，2008b；Cruse et al.，2011；Habbal et al.，2014）。最近的研究表明，相对于心理意象的任务态功能磁共振显像，18F–氟脱氧葡萄糖正电子发射计算机断层扫描（18F-FDG-PET）在鉴别MCS方面敏感性最高，与重复的CRS-R诊断有很好的一致性（Stender et al.，2014）。作为补充，开发出的这些检测意识恢复的方法无须依赖于感觉通道的完整性。经颅磁刺激联合脑电图可以在床旁进行，同时绕过皮层下的传入和传出通路，不需要受试者的积极参与或语言理解（见第10章）。因此，这种补充性的技术也可以有效地检测和追踪那些无法与外部环境交换信息的患者的意识恢复情况（Rosanova et al.，2012，Casali et al.，2013；Sarasso et al.，2014）。有前景的基于神经成像的新鉴别诊断标志物的验证，如量化代谢标志物或静息态FMRI，对鉴别诊断有重要的补充作用。

101

表 8.1　慢性意识障碍临床实践中使用的行为学量表

作者（年份）	量表名称（缩写）	特征（平均执行时间/分钟）	行为内容（子量表数和项目数/个）	反应评分	总分及诊断
Giacino 等（2004）	昏迷恢复量表（修订版）(CRS-R)	区分 UWS/VS 和 MCS（25）	听觉、视觉、运动、口语、沟通、觉醒度（6和23）	"无"或"有"（必须可重复）；条目可变（如至少4次中出现3次）	总分0~23分：0：昏迷；23：脱离微意识状态（MCS）。UWS/VS、MCS以及EMCS的诊断是基于对特定感官刺激的反应的存在或缺失（例如，出现了视觉追踪和遵嘱动作可诊断为MCS）
Gill-Thwaites & Munday（2004）	感觉模式评估与康复技术（SMART）	康复，区分 UWS 和 MCS（60）	听觉、视觉、触觉、嗅觉、味觉以及运动功能（8和8）	5个固定反应	每一量表1~5分：1：无反应，2：反射性反应，3：回缩反应，4：定位反应，5：区分反应 如果在连续5次测试中至少在一种感觉形式上评为5分，可诊断为MCS或更高
Rappaport（2000）	昏迷/近似昏迷量表（CNC）	昏迷后状态，结局（10）	视觉、听觉、遵嘱、惊吓反应、嗅觉、触觉、疼痛、发声（8和11）	出现"2~3次""出现"1~2次"或"没有出现"	总分0~44分：每项平均得分—0.00~0.89：无昏迷，0.90~2.00：接近昏迷，2.01~2.89：中度昏迷，2.90~3.49：显著昏迷，3.50~4.00：极度昏迷
Shiel 等（2000）	韦塞克斯脑损伤矩阵（WHIM）	康复，MCS 的细微改变（30~120）	基本的行为、社交沟通、注意力/认知、定向/记忆	"无"或"有"	总分0~62分：1＝UWS/VS，62＝脱离创伤后遗忘

续表 8.1

作者（年份）	量表名称（缩写）	特征（平均执行时间/分钟）	行为内容（子量表数和项目数/个）	反应评分	总分及诊断
Ansell 和 Keenan (1989)	西方神经感觉刺激量表 (WNSSP)	康复，昏迷后状态 (45)	听觉理解和视觉理解，视觉追踪，物体运用，觉醒度/注意力，触觉/嗅觉 (6 和 32)	条目可变，3～6 个固定反应	总分 0～110 分（最大）：分数达到 40～50 是康复所需的一般要求；评分越高，恢复越好
Hagen 等 (1987)	认知功能水平——兰乔·洛斯·阿米戈斯 (RLA)	昏迷后状态，结局 (30)	听觉，视觉，运动能及口语功能，交流，记忆，推理，定向，唤醒度（8 个子量表）	"无"或"有"	总分 1～8 分：I＝无反应，II＝一般反应，III＝局限反应，IV＝意识模糊/激惹，V＝意识模糊/反应不恰当，VI＝意识模糊/反应适当，VII＝自动/反应适当，VIII＝有目的的反应适当

注：UWS/VS 即无反应觉醒综合征/植物状态，MCS 即微意识状态。

表 8.2 美国康复医学会关于意识障碍行为评估量表的总结（Seel et al., 2010）

量表	免费使用权	管理和评定程序指引	内容效度（即附诊断标准）	内部一致性	评定者间可信度	重测信度	诊断效度	结局预测
昏迷恢复量表（修订版）(CRS-R, Giacino et al., 2004)	是	有	优	好	好	受试一致性优	未经证实	未经研究
韦塞克思脑损伤矩阵（WHIM, Shiel et al., 2000）	是	有	差	未经证实	未经证实	未经证实	未经证实	未经研究
西方神经感觉刺激量表（WNSSP, Ansell & Keenan, 1989）	是	有	差	优	未经证实	未经证实	未经证实	未经证实
感觉模式评估与康复技术（SMART, Gill-Thwaites, 1997）	否	有	差	未经研究	优	受试一致性优	未经证实	未经证实
昏迷/近似昏迷量表（CNC, Rappaport, 1992）	是	有	差	可能不被接受	未经证实	未经证实	未经证实	未经研究

8.4 治疗

尽管我们对意识的神经相关物的理解在过去的几年中有了很大的发展，但对DOC患者的日常处理上尚缺乏特效的、具有循证医学证据的治疗手段。药物治疗可促进意识的恢复，可以在亚急性及慢性（超过1个月）阶段使用。常用的药物治疗处方包括多巴胺能药物（如金刚烷胺、阿扑吗啡、哌醋甲酯、左旋多巴、溴隐亭）以及GABA能药物（如唑吡坦、巴氯芬）（Chew & Zafonte，2009；Gosseries & Charland-Verville，2014；Thonnard et al.，2014）。接着是医学上有关脑刺激治疗的研究由来已久，长期以来，研究的焦点在如前额叶皮层、丘脑等脑皮层和脑深部结构。极少技术在这些患者中进行了科学研究。在患者丘脑板内核植入了一个电刺激器后，深部脑刺激显示出了行为的改善作用（Schiff et al.，2009）。但是，能够从这种干预中获益的患者数量仍然有限。最近，非侵入性的经颅直流电刺激（transcranial direct current stimulation，tDCS）的研究显示出令人鼓舞的结果，严重脑损伤患者与意识相关的行为学标志发生了改善（Thibaut et al.，2014）。用行为学的CRS-R总分测量，左前额叶背外侧皮层的短时程阳极（刺激）tDCS对急性和慢性病因的MCS患者有短期的改善。长期的非侵入性神经调控tDCS的临床改善效果仍有待观察。展望未来几年里，意识障碍的干预手段将可能成倍增加，治疗措施需做到更易获得、更易控制以及更加有效。

8.5 伦理学挑战

从意识障碍在临床上出现，学者、神学家和伦理学家就开始怀疑到底意识状态改变时有何表现（例如，Thompson，1969）。首先，关于这个群体最值得争论的问题之一是疼痛感知。痛苦体验是第一人称的疼痛评估，而经典的疼痛评估需要患者的口头反馈（国际疼痛专家协会，IASP，1994）。当谈及无法表达自己感受及痛苦的严重脑损伤患者时，疼痛感知的问题就变得非常复杂（Chatelle et al.，2014a，2014b）。根据卫生保健专业人员关于"你认为UWS/VS患者可以感到疼痛吗？"的问卷调查，68%的接受采访的护理人员（$n = 538$）和56%的医生（$n = 1166$）回答"是"。医务辅助人员、宗教照顾者和老年照顾者更经常地报告说，UWS/VS患者可能会感到疼痛。排在专业背景之后，宗教是影响照顾者意见的最高预测因素：64%的宗教答复者（$n = 1009$；850名基督教徒）明确回答"是"，52%非宗教答复者（$n = 830$）明确回答"是"。对于"你认为MCS患者可以感到疼痛吗？"这一问题，几乎所有接受采访的照顾者回答"是"（96%的医生和97%的护理人员）。妇女和宗教照顾者更多地报告说MCS患者可能会体验到疼痛（Demertzi et al.，2009）。考虑到这些受访者对DOC中疼痛感知的结果是基于不同的信念，医生和保健工作者对镇痛和症状管理的看法也可能受到影响。伤害性感觉的存在与否是通过伤害性刺激后的运动反应推断出来的，例如刻板的反应、屈曲回缩和定位反应（Schnakers & Zasler，2007）。在DOC患者中，只有对伤害性刺激的明确定位才被认为是有意识知觉的指标（Giacino et al.，2002）。为了在这个具有挑战性的群体中准确地用非语言方式来评估对伤害的感受，推荐使用昏迷伤害性感觉量表（修订版）（NCS-R）（Chatelle et al.，2012）。它可以评估在休息、日常护理期间以及伤害性刺激时运动、言语和面部行为的反应。4 分及以上的分值表明需要适当的疼痛管理（Chatelle et al.，2014a，2014b）。

对慢性 DOC 患者的管理也可能面临伦理学挑战，需要法律当局的调解以便规范终止生命的决定。当患者的临床状况稳定下来并显示为不可逆转时，可能就会启用有关人工营养和给水限制的决定。在欧洲的一项调查中，围绕临终期临床管理的争议已经得到了反映（Demertzi et al.，2011）。66% 的专业医疗人员同意对病程超过一年的 UWS/VS 患者停止治疗，而只有 28% 的人同意对 MCS 患者也这样做。在我们的研究中，我们还发现终止生命的决定并不总是由临床环境决定，而是由医生的性格所决定的。地理差异和宗教背景是预测生命终止申明一致性的变量。与南欧居民相比，来自北欧和中欧的居民更倾向于在长期（>1 年）的 UWS/VS 中停止医疗营养和给水支持，而宗教受访者、年龄较大的受访者和妇女则可能认为这是不能接受的。从生物伦理学的角度来看，停止人工营养和给水相当于停止机械通气，即使在情感上这两种行为可能让人有不同的感受（Laureys，2005）。尽管关于人工营养和给水是否构成医疗手段尚存争议（Bernat & Beresford，2006），医学界中大多数人都同意它是一种可以被患者和代理决策者拒绝的医学治疗（Steinbrook & Lo，1988）。DOC 患者在伦理上是代理决策的一个困难群体。医学界需要制定政策，在专业网络内达成更好的内部协议，并与患者团体及其家属进行有效沟通（Manning，2012；Bruno et al.，2013）。

8.6　结论

区分 MCS 和 UWS/VS 患者是一项可能会引起严重后果并产生伦理和法律影响的重大挑战（Celesia，2000；Jennett，2002）。关于 DOC 的快速增长的科学发现必须考虑到患者未来的关怀需求，并促进适当的政策来适应这些发现。意识研究导致对康复、临床诊断标准的重新定义，对预后将产生越来越大的影响（Fins，2009）。不断发展的神经影像学研究领域对医学伦理学提出了新的问题和挑战。因此，临床医生必须越来越多地回应（患者）家庭成员和决策代理人有关新的诊断和治疗程序的要求。由于所报告的大多数程序仍然是调查性的，针对这样的要求，临床医生必须了解支持这些程序的证据水平和在应对过程中不可避免的伦理和社会问题。而且，为了探讨神经影像学或电生理工具的敏感性和特异性，相关的研究必须得到支持。多中心研究和协作工作似乎也对收集可比较的数据进行临床行为评估以及神经成像技术的潜在预后价值至关重要（Di et al.，2008；Coleman et al.，2009）。

参考文献

103

Ansell B J，Keenan J E，1989. The western neurosensory stimulation profile：a tool for assessing slow-torecover head-injured patients [J]. Arch Phys Med Rehabil, 70 (2): 104 – 108.

Bekinschtein T, Niklison J, Armony J, et al., 2004. Emotion processing in the minimally conscious state [J]. J Neurol Neurosurg Psychiatry, 75 (5): 788.

Bekinschtein T, Tiberti C, Niklison J, et al., 2005. Assessing level of consciousness and cognitive changes from vegetative state to full recovery [J]. Neuropsychol Rehabil, 15 (3/4): 307 – 322.

Bekinschtein T A, Coleman M R, Niklison J, et al., 2008. Can electromyography objectively detect voluntary movement in disorders of consciousness?[J]. J Neurol Neurosurg Psychiatry, 79 (7): 826 – 828.

Bernat J L, Beresford H R, 2006. The controversy over artificial hydration and nutrition [J]. Neurology, 66 (11): 1618 – 1619.

Boly M, Faymonville M E, Peigneux P, et al., 2005. Cerebral processing of auditory and noxious stimuli in severely brain injured patients: differences between VS and MCS [J]. Neuropsychol Rehabil, 15 (3/4): 283 – 289.

Boly M, Faymonville M E, Schnakers C, et al., 2008. Perception of pain in the minimally conscious state with PET activation: an observational study [J]. Lancet Neurol, 7 (11): 1013 – 1020.

Bruno M A, Laureys S, 2013. Coma and disorders of consciousness [J]. Handb Clin Neurol, 118: 205 – 213.

Bruno M A, Majerus S, Boly M, 2012. Functional neuroanatomy underlying the clinical subcategorization of minimally conscious state patients [J]. J Neurol, 259 (6): 1087 – 1098.

Bruno M A, Vanhaudenhuyse A, Schnakers C, et al., 2010. Visual fixation in the vegetative state: an observational case series PET study [J]. BMC Neurol, 10 (1): 35.

Bruno M A, Vanhaudenhuyse A, Thibaut A, et al., 2011. From unresponsive wakefulness to minimally conscious PLUS and functional locked-in syndromes: recent advances in our understanding of disorders of consciousness [J]. J Neurol, 258 (7): 1373 – 1384.

Casali A G, Gosseries O, Rusanova M, et al., 2013. A theoretically based index of consciousness independent of sensory processing and behavior [J]. Sci Transl Med, 5: 198ra105.

Celesia G, 2000. Persistent vegetative state: clinical and ethical issues [J]. Suppl Clin Neurophysiol, 53: 460 – 462.

Chatelle C, Majerus S, Whyte J, et al., 2012. A sensitive scale to assess nociceptive pain in patients with disorders of consciousness [J]. J Neurol Neurosurg Psychiatry, 83 (12): 1233 – 1237.

Chatelle C, Thibaut A, Bruno M-A, et al., 2014a. Nociception coma scale-revised scores correlate with metabolism in the anterior cingulate cortex [J]. Neurorehabil Neural Repair, 28 (2): 149 – 152.

Chatelle C, Thibaut A, Whyte J, et al., 2014b. Pain issues in disorders of consciousness [J]. Brain Inj, 28 (9): 1202 – 1208。

Chew E, Zafonte R D, 2009. Pharmacological management of neurobehavioral disorders following traumatic brain injury—a state-of-the-art review [J]. J Rehabil Res Dev, 46 (6): 851 – 879.

Coleman M R, Davis M H, Rodd J M, et al., 2009. Towards the routine use of brain imaging to aid the clinical diagnosis of disorders of consciousness [J]. Brain, 132 (Pt 9): 2541 – 2552.

Cruse D, Chennu S, Chatelle C, et al., 2011. Bedside detection of awareness in the vegetative state: a cohort study [J]. Lancet, 378 (9809): 2088 – 2094.

Demertzi A, Ledoux D, 2011. Attitudes towards end-of-life issues in disorders of consciousness: a European survey [J]. J Neurol, 258: 1058 – 1065.

Demertzi A, Schnakers C, Ledoux D, et al., 2009. Different beliefs about pain perception in the vegetative and minimally conscious states: a European survey of medical and paramedical professionals [J]. Prog Brain Res, 177: 329 – 338.

Demertzi A, Soddu A, Laureys S, et al., 2013. Consciousness supporting networks [J]. Curr Opin Neurobiol, 23 (2): 239 – 244.

Di H, Boly M, Weng X C, et al., 2008. Neuroimaging activation studies in the vegetative state: predictors of recovery?[J]. Clin Med, 8 (5): 502 – 507.

Di H B, Yu S M, Weng X C, et al., 2007. Cerebral response to patient's own name in the vegetative and minimally conscious states [J]. Neurology, 68 (12): 895 – 899.

Di Perri C, Thibaut A, Heine L, et al., 2014. Measuring consciousness in coma and related states [J]. World J Radiol, 6 (8): 589 – 597.

Fernandez-Espejo D, Junque C, Vendrell P, et al., 2008. Cerebral response to speech in vegetative and minimally conscious states after traumatic brain injury [J]. Brain Inj, 22 (11): 882 – 890.

Ferreira N, 2007. Latest legal and social developments in the euthanasia debate: bad moral consciences and political unrest [J]. Med Law, 26 (2): 387 – 407.

Fins J J, 2009. Being conscious of their burden: severe brain injury and the two cultures challenge [J]. Ann N Y Acad Sci, 1157: 131 – 147.

Gevers S, 2005. Withdrawing life support from patients in a persistent vegetative state: the law in the Netherlands [J]. Eur J Health Law, 12 (4): 347 – 355.

Giacino J T, Ashwal S, Childs N, et al., 2002. The minimally conscious state: definition and diagnostic criteria [J]. Neurology, 58 (3): 349 – 353.

Giacino J T, Fins J J, Laurey S, et al., 2014. Disorders of consciousness after acquired brain injury: the state of the science [J]. Nat Rev Neurol, 10 (2): 99 – 114.

Giacino J T, Kalmar K, Whyte J, et al., 2004. The JFK coma recovery scale-revised: measurement characteristics and diagnostic utility [J]. Arch Phys Med Rehabil, 85 (12): 2020 – 2029.

Gill-Thwaites H, 1997. The sensory modality assessment rehabilitation technique—a tool for assessment and treatment of patients with severe brain injury in a vegetative state [J]. Brain Inj, 11 (10): 723 – 734.

Gill-Thwaites H, Munday R, 2004. The sensory modality assessment and rehabilitation technique (SMART): a valid and reliable assessment for vegetative state and minimally conscious state patients [J]. Brain Inj, 18 (12): 1255 – 1269.

Gosseries O, Charland-Verville V, Thonnard M, et al., 2014. Amantadine, apomorphine and zolpidem in the treatment of disorders of consciousness [J]. Curr Pharm Des, 20 (26): 4167 – 4184.

Gosseries O, Zasler N D, Laureys S, et al., 2014. Recent advances in disorders of consciousness: focus on the diagnosis [J]. Brain Inj, 28 (9): 1141 – 1150.

Habbal D, Gosseries O, Noirhomme Q, et al., 2014. Volitional electromyographic responses in disorders of consciousness [J]. Brain Inj, 28 (9): 1171 – 1179.

Hagen C, Malkmus D, et al., 1987. Levels of cognitive functioning [M] //Professional Staff Association of Rancho Los Amigos Hospital. Rehabilitation of the head injured adult: comprehensive physical management. Rancho Los Amigos Hospital Inc., Downey.

104

Hirschberg R, Giacino J T, 2011. The vegetative and minimally conscious states: diagnosis, prognosis and treatment [J]. Neurol Clin, 29 (4): 773 – 786.

IASP, 1994. Classification of chronic pain: descriptions of chronic pain syndromes and definitions of pain terms. Task force on taxonomy [M]. Seattle: IASP Press.

Jennett B, 2002. The vegetative state. Medical facts, ethical and legal dilemmas [M]. Cambridge: Cambridge University Press,

Langsjo J W, Alkire M T, Kaskinoro K, et al., 2012. Returning from oblivion: imaging the neural core of consciousness [J]. J Neurosci , 32 (14): 4935 – 4943.

Laureys S, 2005. Science and society: death, unconsciousness and the brain [J]. Nat Rev Neurosci, 6 (11): 899 – 909.

Laureys S, Celesia G G, Cohadon F, et al., 2010. Unresponsive wakefulness syndrome: a new name for the vegetative state or apallic syndrome [J]. BMC Med, 8: 68.

Laureys S, Faymonville M E, Degueldre C, et al., 2000. Auditory processing in the vegetative state [J]. Brain 123, (Pt 8): 1589 – 1601.

Laureys S, Owen A M, Schiff N D, et al., 2004. Brain function in coma, vegetative state, and related disorders [J]. Lancet Neurol, 3 (9): 537 – 546.

Laureys S, Schiff N D, 2012. Coma and consciousness: paradigms (re) framed by neuroimaging [J]. NeuroImage, 61 (2): 478 – 491.

Lovstad M, Froslie K F, Giacino J T, et al., 2010. Reliability and diagnostic characteristics of the JFK coma recovery scale-revised: exploring the influence of rater's level of experience [J]. J Head Trauma Rehabil, 25 (5): 349 – 356.

Luaute J, Maucort-Boulch D, Tell L, et al., 2010. Long-term outcomes of chronic minimally conscious and vegetative states [J]. Neurology, 75 (3): 246 – 252.

Lule D, Noirhomme Q, Kleih S C, et al., 2013. Probing command following in patients with disorders of consciousness using a brain-computer interface [J]. Clin Neurophysiol, 124 (1): 101 – 106.

Majerus S, Bruno M, Schnakers C, et al., 2009. The problem of aphasia in the assessment of consciousness in brain-damaged patients [J]. Prog Brain Res, 177: 49 – 61.

Majerus S, Gill-Thwaites H, Andrews K, et al., 2005. Behavioral evaluation of consciousness in severe brain damage [J]. Prog Brain Res, 150: 397 – 413.

Manning J, 2012. Withdrawal of life-sustaining treatment from a patient in a minimally conscious state [J]. J Law Med, 19 (3): 430 – 435.

Monti M M, Coleman M R, Owen A, et al., 2009. Neuroimaging and the vegetative state: resolving the behavioral assessment dilemma? [J]. Ann N Y Acad Sci, 1157: 81 – 89.

Monti M M, Vanhaudenhuyse A, Soleman M R, et al., 2010. Willful modulation of brain activity in disorders of consciousness [J]. N Engl J Med, 362 (7): 579 – 589.

Owen A M, Menon D K, Johnsrude I S, et al., 2002. Detecting residual cognitive function in persistent vegetative state [J]. Neurocase, 8 (5): 394 – 403.

Perry J E, Churchill L R Kirshner H S, 2005. The Terri Schiavo case: legal, ethical, and medical perspectives [J]. Ann Intern Med, 143 (10): 744 – 748.

Plum F, Posner J B, 1983. The diagnosis of stupor and coma [M]. Philadelphia: F. A. Davis: 363 – 364.

Rappaport M, 2000. The coma/near coma scale [EB/OL]. (2006 – 08 – 21). http://www. tbims. org/combi/cnc.

Rappaport M, Dougherty A M, Kelting D L, 1992. Evaluation of coma and vegetative states [J]. Arch Phys Med Rehabil, 73 (7): 628 – 634.

Rosanova M, Gosseries O, Casarotto S, et al., 2012. Recovery of cortical effective connectivity and recovery of consciousness in vegetative patients [J]. Brain, 135 (Pt4): 1308 – 1320.

Sarasso S, Rosanova M, Casali A G, et al., 2014. Quantifying cortical EEG responses to TMS in (un)consciousness [J]. Clin EEG Neurosci, 45 (1): 40 – 49.

Schiff N D, Giacino J T, Fins J J, 2009. Deep brain stimulation, neuroethics, and the minimally conscious state: moving beyond proof of principle [J]. Arch Neurol, 66 (6): 697 – 702.

Schiff N D, Rodriguez-Moreno D, Kamal A, et al., 2005. fMRI reveals large-scale network activation in minimally conscious patients [J]. Neurology, 64 (3): 514 – 523.

Schnakers C, Majerus S, Giacino J, et al., 2008a. A French validation study of the Coma Recovery Scale-Revised (CRS-R) [J]. Brain Inj, 22 (10): 786 – 792.

Schnakers C, Perrin F, Schabus M, et al., 2008b. Voluntary brain processing in disorders of consciousness [J]. Neurology, 71 (20): 1614 – 1620.

Schnakers C, Vanhaudenhuyse A, Giacino J, et al., 2009. Diagnostic accuracy of the vegetative and minimally conscious state: clinical consensus versus standardized neurobehavioral assessment [J]. BMC Neurol, 9: 35.

Schnakers C, Zasler N D, 2007. Pain assessment and management in disorders of consciousness [J]. Curr Opin Neurol, 20 (6): 620 – 626.

Seel R T, Sherer M, Whyte J, et al., 2010, Assessment scales for disorders of consciousness: evidence-based recommendations for clinical practice and research [J]. Arch Phys Med Rehabil, 91 (12): 1795 – 1813.

Shiel A, Horn S A, Wilson B A, et al., 2000. The Wessex Head Injury Matrix (WHIM) main scale: a preliminary report on a scale to assess and monitor patient recovery after severe head injury [J]. Clin Rehabil, 14 (4): 408 – 416.

Steinbrook R, Lo B, 1988. Artificial feeding—solid ground, not a slippery slope [J]. N Engl J Med, 318 (5): 286 – 290.

Stender J, Gosseries O, Bruno M-A, et al., 2014. Diagnostic precision of PET imaging and functional MRI in disorders of consciousness: a clinical validation study [J]. Lancet, 384 (9942): 514 – 522.

The Multi-Society Task Force on PVS, 1994. Medical aspects of the persistent vegetative state (2) [J]. N Engl J Med, 330 (22): 1572 – 1579.

Thibaut A, Bruno M-A, Chatelle C, et al., 2012. Metabolic activity in external and internal awareness networks in severely brain-damaged patients [J]. J Rehabil Med, 44 (6): 487 – 494.

Thibaut A, Bruno M-A, Ledoux D, et al., 2014. tDCS in patients with disorders of consciousness: sham-controlled randomized double-blind study [J]. Neurology, 82 (13): 1112 – 1118.

Thompson G T, 1969. An appeal to doctors [J]. Lancet, 2: 1353.

Thonnard M, Gosseries O, Demertzi A, et al., 2014. Effect of zolpidem in chronic disorders of consciousness: a prospective open-label study [J]. Funct Neurol, 28 (4): 1 – 6.

105

105 Vanhaudenhuyse A, Demertzi A, Schabus M, et al. , 2011. Two distinct neuronal networks mediate the awareness of environment and of self [J]. J Cogn Neurosci, 23 (3): 570 – 578.

Vanhaudenhuyse A, Giacino J, Schnakers C, et al. , 2008. Blink to visual threat does not herald consciousness in the vegetative state [J]. Neurology, 71: 1374 – 1375.

Vanhaudenhuyse A, Noirhomme Q, Tshibanda L, et al. , 2010. Default network connectivity reflects the level of consciousness in non-communicative brain-damaged patients [J]. Brain, 133 (Pt1): 161 – 171.

Vanhaudenhuyse A, Schnakers C, Bredart S, et al. , 2008. Assessment of visual pursuit in post-comatose states: use a mirror [J]. J Neurol Neurosurg Psychiatry, 79 (2): 223.

第 9 章 意识障碍的事件相关电位

Boris Kotchoubey[①] 著 宋为群，张 晔 译

摘 要

检测事件相关电位（event-related potential，ERP）是评估严重意识障碍（DOC）患者残存认知功能的有效方法。该技术虽与 fMRI（功能磁共振）相比技术空间分辨率较低，但其具有较高的功能特异性和良好的时间分辨率。ERP 可通过结合不同种类的被动任务（如单纯刺激）和主动任务（如指令）让研究者评估患者不同水平的认知能力。ERP 是一种廉价的、便捷的、经过良好测试的方法，所有记录均可即时在患者床旁进行。ERP 可对大量认知过程进行评测，但这些过程并不一定与意识相关。尽管 ERP 已经可通过指令任务检测意识知觉水平，但目前 ERP 是否优于 fMRI、脑电振荡分析甚至肌电图仍不得而知。一些中样本量的研究结果表明，ERP 可为意识障碍患者的结局提供可靠的预测指标，但这些研究有关于 ERP 成分对结局预测的准确性仍未得出统一结论，仍需进一步大样本、多中心、长时间的研究。

9.1 引言

诱发电位（EP）和事件相关电位（ERP）均属于 EEG 的构成成分，与外源性或内源性刺激（如肌肉收缩）等特定事件的时间和相位相关。因此 EP 和 ERP 与特定事件发生时神经元集群活动的改变直接相关。

尽管概念相似，但是 EP 和 ERP 并不是同义词。"诱发"这一概念意味着刺激与反应之间存在强有力的因果关系。这种强有力的关系被假定为刺激相关反应的早期偏离，也被称为"外源性"，即它们具备基本物理刺激特征的功能，如感觉模式、强度、图形/背景关系等。相反，刺激相关反应的晚期偏离和其他种类的 ERP 却不是"诱发"而是"引起"，即相关事件并非是引起偏离的主要原因。这些成分也被称为"内源性"，因为它们的反应不依赖于刺激特征，而依赖于参与者的心理特征和其实际任务。EP 和 ERP 的分界，同时也是"内源性"和"外源性"的分界，并没有准确的定义。通常潜伏期长

---

①B. Kotchoubey，MD，PhD：Institute of Medical Psychology and Behavioral Neurobiology，University of Tübingen，Gartenstrasse 29，D-72074，Tübingen，Germany. e-mail: boris. kotchoubey@ uni-tuebingen. de

达 100 ms（刺激开始之后）的刺激相关成分被认为是外源性的，潜伏期 > 200 ms 的成分被认为是内源性的，这两个术语对于在 100 ～ 200 ms 之间的组成成分均适用（Picton & Hillyard，1988）。然而从功能的角度来看，重要的是典型外源性 EP 成分可反映刺激相关兴奋向皮层的传播，而内源性成分则显示刺激信息在皮层的处理过程。因此前者（外源性成分）的异常通常为感觉障碍，而后者（内源性成分）的异常则为认知障碍。

本书其他章节（见第 2、5、6、7 章）已讨论 EEG 和 ERP 的基本方法学、EP 和 ERP 在急性意识障碍的诊断和预后的作用，以及其他脑电振荡（非刺激相关）。本章主要介绍 ERP 在慢性意识障碍的应用，以及与患者意识状态（障碍）的关系。由于早期（外源性）EP 成分仅在急性期昏迷中具有重要价值（见第 6 章），在慢性期阶段提供的信息有限，因此本章不做过多探讨。然而值得注意的是，在意识障碍中外源性 EP 成分是内源性 ERP 成分的前提，若前者成分缺失或严重异常，表明初级感觉功能受损，在这种情况下后者高级认知功能的评估则不能进行。

9.2 ERP 成分的功能学意义

ERP 被大量应用于评估受试者的反应时间（reaction time，RT），试验中参与者接受指令并依据特定任务规则对特定刺激加以反应（通常是手动）。在这些试验中 ERP 各成分被视为一系列的刺激与反应之间的电偏移，该说法也可以被认为是 ERP 中每种成分都是从刺激到反应过程处理链中的一员。但这个本质上是行为主义的观点，随后受到了众多研究结果的批评，这些研究结果证实了在假定中具有不同位置的 ERP 成分之间，以及 ERP 成分到不同的刺激之间，甚至在特定事件之前的 ERP 成分和那些事件之后的 ERP 成分之间表现出深刻的生物物理学和神经生理学相似性（例如 Kotchoubey，2006）。然而不同 ERP 成分"表现出来"的概念即使可行，其他隐蔽认知操作的某些方面仍然有效。下文将总结目前关于不同成分功能学意义的现状，其中不包括仍在讨论的观点。

N1 和 P2 依然是相对外源性和模式特异性的成分，可反映相对早期和皮层处理的自动化阶段。它们的潜伏期和头皮分布依赖于刺激模式，如视觉 N1 可比听觉 N1 的潜伏期延迟最多 50 ms，N1 成分的电生理来源定位于相应的感觉区域。

失匹配负波（MMN）在当前刺激偏离基于之前刺激对大脑建立的感觉模式时出现（Näätänen & Winkler，1999）。尽管众多研究者表明 MMN 波形会在许多感觉模式中出现（例如 Gayle et al.，2012），但目前仅听觉模式 MMN 应用于临床实践。可引出 MMN 波形的标准范式称为 Oddball 范式，在此范式中标准刺激和偏差刺激（即 Oddball）声音随机出现（参见第 7 章），其中标准刺激可引出 N1 和 P2，而偏差刺激引出 MMN。因为推荐至少 150 个偏差刺激（Duncan et al.，2009），而偏差刺激出现概率约为 0.1 或更少，因此全部刺激量至少为 1500 个。MMN 的潜伏期为 200 ～ 250 ms，每秒呈现 2 ～ 3 个刺激，总共刺激时间 8 ～ 10 min。MMN 有颞叶和额叶两个来源，最大的负波通常在 Fz 位点记录，而最大的正波出现在相同的时间窗，常在乳突电极记录，因此若需记录 MMN 则不应将乳突电极作为参考电极。

在此典型的范式中，少有刺激（也被称为偏差刺激）与通常刺激（即标准刺激）的某一种特征不同，如声音的音调或持续时间。MMN 也会对诸如声音频谱的细微变化或非预期交替的重复等复杂特征出现反应（Tervaniemi et al.，1994）。MMN 波形的出现表明大脑的感觉系统具有分析相应特征的能力，但却不能反映其他特征的信息。因此有研究提出一种多特征的范式，其中可同时最多检测 5 种不同的听觉辨别能力（Näätänen et al.，2004）。图 9.1 为此种范式的一个举例，每个偏差刺激与标准刺激的一项特征不同，而与其他所有特征保持一致。

与 N1 和 P2 相同，MMN 波形在很大程度上与患者的注意能力（例如 Näätänen & Alho，1995）和功能状态（Kotchoubey et al.，2003a）无关。这一点在以下情况更易说明：当受试者的注意力不放在听觉刺激，如同时执行另一个不同任务（如视觉）时，MMN 非但没有被抑制，反而与 ERP 其他成分（如与注意成分强烈相关的 N2b）相重叠（Näätänen et al.，2007）。

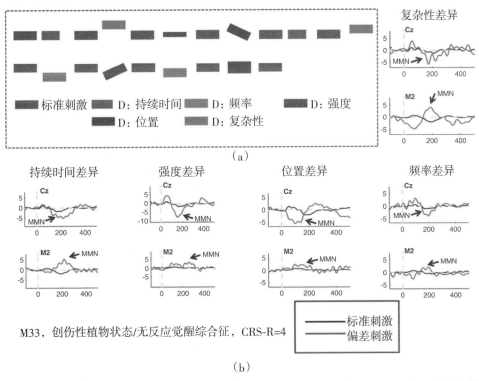

图 9.1　（a）为多特征 MMN 范式示意图。标准刺激与 5 个偏差刺激分别随机出现，每一种偏差刺激与标准刺激的其中一种特征不同，而与其他特征保持一致（如复杂性偏差刺激与标准刺激具有相同的感知音调、强度、持续时间和位置）。（b）表示一名植物状态/无反应觉醒综合征患者对 5 种不同的偏差刺激均出现明显 MMN 波形。负波成分向下，在 Cz 位点刺激后约 200 ms 出现大的负波，同时在乳突部位（M2）出现正向偏转。CRS-R 改良昏迷恢复量表，满分

Oddball 范式也常用来引出 P3（或称 P300 成分）。P3 是潜伏期在 300～400 ms（脑损伤患者会有延迟）并主要出现在顶叶中央区域的正波成分。与 MMN 不同的是 P3 对注意的偏差刺激的反应最为明显，对任务执行过程中的靶刺激反应最大（如计数某靶刺激），而对非任务状态下（如"仅仅需要去听"）的反应较小，甚至在受试者注意资源被其他刺激占用的情况下可消失。一般认为 P3 的神经基础是包括颞顶皮层区域和海马等皮层下区域的复杂的网络。因此 MMN 波形反映的是低级水平，相对被动的感觉差异，而 P3 则表明高级水平的，对靶刺激相对复杂的鉴别过程。

若要引出 P3 较大的波幅，Oddball 序列的刺激数可限制在 200～300 个。Bostanov 和 Kotchoubey（2006）在被动（仅听）条件下仅 9 个偏差刺激后便获得了可靠的 P3 波形。然而通常应在 20～30 个偏差刺激的情况下进行叠加平均。在另一方面，由于 P3 的产生较 MMN 需要更多的时间，因此刺激间隔至少需要 0.9～1 s（Duncan et al.，2009）。

一个双重听觉范式很好地阐明了 MMN、N2b 和 P3 的区别，在此范式中两个刺激序列并行地在双耳出现。任务需要受试者计数其中一只耳朵的偏差刺激，同时忽略另一个耳朵呈现的所有刺激。MMN 在需要忽略声音的耳朵中对偏差刺激的反应明显；N2b 在需要注意声音的耳朵中对所有刺激均出现反应，其中对偏差刺激的波幅大于标准刺激；而典型的 P3 仅在需要注意声音的耳朵中对偏差刺激才可引出。

N400 是由与有意义内容偏离而诱发的一个特异性 ERP 成分。一个典型的 N400 范式包括无意义（语义不一致）句尾词句子，如"服务员端上了配牛奶和鞋子的咖啡"（The waiter served coffee with milk and shoes.），对比语义相应的句尾词（如"糖"），其中词语"鞋子"在顶叶中央区域引出了一个潜伏期峰值约为 400 ms 的负性成分。不一致语义的词语搭配（如猫咪－月亮，对比猫咪－老鼠），词串中的不一致语义词语（如老虎、狼、熊、臭鼬、肠胃），以及甚至非言语刺激（如同其他图片内容不一致的图片等）也可引出相同的效果。

从意识障碍的角度来讲，值得注意的是尽管对语义偏差出现的 N400 表明对有意义的刺激的高级处理过程，但却不能证明有意识的言语理解。一致的言语表达通常包含强关联词语。在上面的例子中"咖啡和糖"的相关性要强于"咖啡和鞋子"。不同的相关强度会导致"咖啡"对"糖"自动地（或无意识地）激活。根据其中一种推荐的模型，N400 的波幅与对应节点的先前激活呈反比（Kiefer，2002；Silva-Pereyra et al.，1999）。因此，句尾词"糖"较之前未激活的词语"鞋子"引出更小的 N400。如果此模型正确，那么说明即使受试者在无意识的条件下仍可通过纯粹的自动激活过程产生不同的 N400 效应。

除了这些与刺激相关的 ERP 成分，与另两种反应相关的 ERP 成分也应同时被提及，它们分别为准备电位（readiness potential，RP，也被称为"Bereitschaftspotential"）和关联性负变（contingent negative variation，CNV）。RP 成分（Kornhuber & Deecke，1965）是随意运动前缓慢增加的负向偏差，它开始于运动启动前 0.6～2 s，在额顶叶存在最大化分布，其主要的对称部分可反映前运动皮层的活动，特别是辅助运动区，这意味着对一般运动活动而非特定活动的非特异性准备。只有 RP 的最后部分（约 200 ms）包含了初级运动皮层的参与。当手参与随意运动时（大部分试验中均为此种情况），对侧半球 RP 成分具有更大的波幅可反映出运动皮层的参与。RP 的此种偏向成分不仅仅存在于随意运动之前，在信号运动前也可记录得到。而"倒置的偏侧化"（即在同侧存在更大的负波）则表明错误反应通道隐藏的准备（Coles，1989）。

CNV 是一种主要分布在额叶的负波成分，出现在两个强烈事件之间，最典型的是在两个具有固定间隔的刺激之间。在标准的范式中（Walter et al.，1964），第二个刺激是对运动反应的信号，而第一个刺激则具有警示作用。虽然这种排列会引起巨大的 CNV，但当第一个刺激启动反应时可获得相同效果，而第二个刺激则承载着该反应是否正确的信息。即使不需运动响应，CNV 也可在具有充足且固定持续时间的刺激开启和关闭之间记录得到（Bostanov et al.，2013）。当两个事件相隔足够长（3～4 s），可以看到负波有两个成分，其中早期 CNV 成分可显示对第一个事件处理的后期阶段，而更大的后期 CNV 成分则与第二个事件的准备有关。

9.3　个体化评估问题

对意识障碍患者使用的 ERP 范式是在基于群体分析的健康参与者的实验中开发的。在这样的实验中，ERP 成分的存在是在对整个组水平的波形进行平均叠加之后确定的。每个成分的最佳时间窗是通过目视检查平均波形来定义的（例如，N400 为 300～500 ms），然后在该时间窗中测量成分的幅度和潜伏期，并将结果在组或条件间进行比较。

出于以下原因，这种方法并不适用于评估个体患者。由于严重的脑损伤，相关的时间窗可能会延迟，并且会因患者而异。某种成分尽管可靠地存在于少数患者中，但在大多数患者中未出现。因此意识障碍患者样本中的平均值并不代表单个患者，但如果根据患者的个体平均值（而不是组平均值）选择时间窗，则结果可能会出现假阳性。显而易见，若无限制地进行个体化调整，我们可以发现几乎任何两个波形之间都存在"显著"差异。找到未调整的 Scylla（导致信息丢失和假阴性）和过度调整的 Charybdis（导致假阳性）之间的中间路线，是艺术问题而不是科学问题。如果通过主观评估对 ERP 成分进行量化，则情况更糟糕（Valdes-Sosa et al.，1987）。而不幸的是，这种方法仍然被许多利用 ERP 的研究小组用于神经疾病患者。如果专家了解患者的临床和人口特征（这种情况很常见），他们的评估可能会被这种知识所左右。

目前已经提出了一些方法来解决这个问题。从统计的角度来看，它们在强度和统计力度方面有所不同；从计算的角度来看，基于序列的技术与不采用序列的技术之间的差异很重要。Guthrie 和 Buchwald（1991）提出了一种简单而有用的非预测性技术。采用的 t 检验是在每个连续的时间点上计算出来的，这个间隔可以被广泛定义以排除主观因素。此外，需估算调整点之间的协变。这个协变决定了识别重要 ERP 效应所必需的重要 t 值的最小长度。通过纠正错误发现率（false discovery rate，FDR）（Benjamini & Hochberg，1995）只是稍微比 G & B（Guthrie 和 Buchwald 的程序）费力些。该方法广泛用于其他

112

神经生理学领域（如 fMRI 研究），但据笔者所知，该方法尚未应用于神经疾病患者的 ERP 评估。但是，FDR 容易低估不同时间点和电极之间的协变量（Groppe et al.，2011a），其结果取决于效应是否存在，即假零假设的数量（Groppe et al.，2011b）。此外，尽管更真实的模拟不能重复这些结果（Groppe et al.，2011b），使用 FDR 进行的一些模拟实验发现假阳性结果的数量有很大差异（Korn et al.，2004）。

Blair 和 Karninski（1993）提出使用置换来纠正 ERP 中的假阳性，后来此技术用于分析 ERP（例如 Lage-Castellanos et al.，2008）和有节律的 EEG 成分（例如 Laaksonen et al.，2008）。其简单的基本思想是，如果条件之间没有区别（例如"罕见"与"频繁"），那么哪个特定试验属于哪种情况并不重要。如果我们故意在各种条件之间互换试验，除了纯随机变量，结果将是相同的。如果我们重复这个程序，比如说，重复 10 000 次，我们可以看到结果统计量（例如，一个 t 检验）多久会达到甚至超过试验正确地分配给条件时获得的相应统计量。置换检验的巨大优势在于它们是精确的，这意味着它们不会导致某些临界值为估计值（或近似值），结果就是这个临界值。它们是自由发布的，不需要任何假设，除了跨科目的观察是相互独立的。但其缺点是需要相当高的计算需求。如果按照最初的建议对每个单一数据点进行排列，情况尤其如此。那么，对于一个分析，必须具有 300 个时间点、30 个电极通道和 2000 个置换（至少！）的数量适中的数据集，才能为一次分析计算 1800 万次 t 检验（或其他类似的统计数据）。

为了减少工作量，可以将在相邻时间点和电极上获得的统计数据组合在一起，从而产生聚类数据（Maris & Oostenveld，2007）。未达到阈值水平（至少两个相邻的 t 检验达到未校正的 p 值 0.05）的统计通常在聚类之前被过滤掉，用所得到的相对少量的变量进行置换分析（Oostenveld et al.，2011；Groppe et al.，2011a）。该方法在矩阵实验室中实施，并用于多项 ERP 研究。然而这个程序的一个问题是存在几个聚类参数（主要意义阈值、邻域的定义等），这些聚类参数对于任意决策是开放的，其选择会极大地影响结果。当被询问最普遍的问题，即患者的两个反应是否有差异时，聚类置换技术似乎优于 FDR 和非聚类置换检验（Groppe et al.，2011b）。然而将差异局部化并将其归因于特定 ERP 效应的需求越强，使用聚类方法就越麻烦，因为局部事件可能会因非正式聚类化而变得模糊。

t-CWT 技术（学生化连续小波变换：Bostanov，2003；Bostanov & Kotchoubey，2006）被引入的目的是提取典型 ERP 实验中对应于两种条件的两种波形之间的差异所包含的最大信息。与上述的单变量方法相比，t-CWT 是一种多变量分析技术，考虑了空间和时间点之间的所有协变量。学生化（即两个 ERP 波形或一个波形与零之间的差异表示，以 t 分数表示）允许研究者在给定的信噪比下获得最佳功率。可以通过连续小波变换来识别和定位目标 ERP 成分，其允许将反应表示为具有轴时间、刻度（= 1/频率）和大小（波幅）的三维图。因此成分的时间窗是以完全客观的方式定义的（图 9.2）。应该说这种方法的主要成就在于其价值：协变独立性的背后是使用参数的霍特林检验，其假设（例如正态分布）并不总是被满足，并且信息提取的优化有一个缺点，即 α 通量不受控制，反而达到最大值。但是当最后一组数据再次经历至少几千个置换检验时，两个问题都被解决了。这样得到的检验结果是对 ERP 效应的一个无偏见的、强有力的、自由分布的估算。

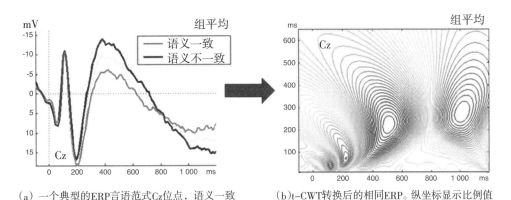

（a）一个典型的ERP言语范式Cz位点，语义一致（灰线）和不一致（黑线）词语；后者引发了N400。负波是向上绘制的

（b）t–CWT转换后的相同ERP。纵坐标显示比例值（比例= 1/频率），而波幅以红(正)到蓝(负)的色标显示

图 9.2 t-CWT 变换允许我们将二维 ERP（波幅/时间）转换成三维模式（波幅/比例/时间）

虽然 t-CWT 方法在理论上是最优的，但这并不意味着与简单、不费力的程序相比，其附加价值在实际诊断应用中是显著的。即使这种方法比传统的面积分析和离散小波变换（Bostanov & Kotchoubey，2006）等几种多变量技术的功能强大得多，但它并没有直接与 FDR 和聚类置换检验进行比较。近期对模拟（Real et al.，2014）和真正的意识障碍患者的数据分析研究表明 t-CWT 比 G&B 程序（理论上预期）更敏感，但差异不是很大，t 检验的速度和易行性补偿了部分差异。关于个体化评估意识障碍患者的不同定量方法，目前我们仍需要更多的数据来提供确切的建议。

9.4 ERP 在意识障碍患者中显示残余认知过程

约 20 年前，一些刊物（Reuter et al.，1989；Marosi et al.，1993；Moriya et al.，1995）报道了在一些诊断为植物/无反应觉醒综合征（vegetative/unresponsive wakefulness，VS/UWS）患者的 P3 结果，然而这些早期的报告较为分散且在临床方面并不可靠。Marosi 等（1993）的研究表明"植物状态患者中存在 P3"，尽管其报道的 23 例患者中仅有 2 例符合现代 VS 的诊断标准，且在这些患者中未记录到 P3。第一项较大的研究由 Schoenle 和 Witzke（2004）进行（初步数据报道于以上研究面世的 8 年前：Witzke & Schönle，1996），他们纳入了 43 例 VS/UWS 患者和 23 例大致符合 MCS 标准的"接近植物状态"的患者，对这些患者使用了句尾语义一致和不一致的 N400 范式。结果发现在 5 例 VS/UWS 和 17 例"接近植物状态"的患者中出现了语义不一致引出的 N400。在 54 例严重脑损伤但意识清醒的患者中，有 49 例出现了 N400。这可能是第一项研究表明"明确诊断为植物状态"的患者也具有所谓的更高级皮层能力，即语义分类的能力。

114

但 N400 量化的方法非常主观，且评估者很可能已经了解患者的诊断结果。

Kotchoubey 等（2005）对 ERP 成分进行了定量评估，其中唯一的主观因素仍然是单个成分时间窗的定义。在每个单独试验中的时间窗内自动测量完整的振幅，然后在各种条件（例如，Oddball 范式中的标准与偏差刺激之间；语义范例中的语义一致与不一致的词之间）之间进行统计学比较。这些研究得出的频率甚至高于（Schoenle & Witzke，2004）在 VS/UWS 和 MCS 患者中 N400 的发生率。这一发现最近得到了 Balconi 等（2013）和 Steppacher 等（2013）使用客观的 ERP 评估技术的证实，其中后一项研究的样本量多达 175 例。

至于 P3，可在 20%～25% 意识障碍患者中获得［Witzke & Schönle，1996；Kotchoubey et al.，2001，2005；Cavinato et al.，2009（仅包括了创伤性 VS/UWS 患者），Schnakers et al.，2008（P3 仅在 MCS 患者出现，未在 VS/UWS 患者出现）；Fischer et al.，2010；Müller-Putz et al.，2012；Guger et al.，2013；Steppacher et al.，2013］，这表明在很多患者中存在对靶刺激的复杂的皮层–皮层下网络的激活。但是一些患者由于严重的脑损伤使得有时难以区分"真实的"P3（也称为 P3b）与所谓的新异 P3（或 P3a），后者反映了对新颖刺激的更表浅的定向反应（Kotchoubey，2005；Fischer et al.，2010）。

然而更保守的方法可能导致 P3 出现率的下降。Faugeras 等（2012）使用了一种设计，其中记录的 P3 必须是 P3b，结果仅在 13 例中的 7 例有意识的患者，28 例中的 4 例 MCS 患者以及 24 例中的 2 例 VS/UWS 患者中得到该成分，而这 2 例 VS/UWS 患者在检查后的几天内也变为 MCS。Chennu 等（2013）使用 91 个电极系统来将 P3a 与 P3b 分开，结果仅在 9 例中的 1 例 VS/UWS 患者和 12 例中的 3 例 MCS 患者中发现 P3a。由于 ERP 技术和 fMRI 技术均可评估意识障碍患者的认知功能，且一项 fMRI 的研究（Owen et al.，2006）结果发现 4 例 VS/UWS 患者和 5 例 MCS 患者具有遵嘱能力，所以该 ERP 较低的 P3 出现率这一结果让人格外意外。因此 P3a 对理解并始终如一遵循口头命令等高级功能的检出率，高于对非自主定向反应等低级别能力的两倍多。

MMN 已经作为标准 EEG 评估手段应用于急性昏迷（例如 Fischer et al.，1999，2010）（参见第 7 章），研究表明该成分可在约三分之一的 VS/UWS 和 MCS 患者中出现（Kotchoubey et al.，2005；Wijnen et al.，2007；Fischer et al.，2010；Luauté et al.，2010；Faugeras et al.，2011，2012；Risetti et al.，2013），表明其具有感觉辨别的能力。最近使用多特征 MMN 范式（Guger et al.，2013）的实验表明，这种能力可以保留在比使用非特征范式确定的更多患者中（图 9.1）。只有 Boly 等（2011）对 13 名 MCS 和 8 名 VS/UWS 患者进行了一项研究，报道了 VS/UWS 和 MCS 患者之间的显著差异，研究中对 ERP 数据进行了源分析并进行了动态因果模型（dynamic causal modeling，DCM）分析。数据表明在健康个体和 MCS 患者中存在从额叶皮层到主要听觉区域的自上而下的连接，但在 VS/UWS 患者中则没有，而从听觉到额叶皮层的自下而上的连接仍然保留在所有患者中。然而，在 VS/UWS 患者的主要数据中缺乏 MMN 的迹象，以及这些数据之间的动态差异和其他 MMN 研究的数据，与使用诸如 DCM 的复杂数学技术之间存在强烈质疑（King et al.，2011）。在 VS/UWS 患者的这个小样本研究中很可能前馈和反馈连接都被破坏（King et al.，2011）。只有一项研究（Faugeras et al.，2011）提出序列中最后一个刺激之前的 CNV 可能反映了对这种刺激的预期，该波在 28 例中的 12 例 MCS 患者，24 例中的 9 例 VS/UWS 患者以及 13 例中的 8 例有意识患者中存在。

那么这些成分可能的层次结构如何呢？如上所述，若早期皮层下 EP 成分缺乏，则基本可以排除晚期皮层 ERP 成分出现的可能。另一方面，几乎所有部分保存脑干听觉 EP 的患者也可出现皮质外源性成分 P1、N1 和 P2，或至少三者中的一些成分。然而在皮质相关成分中，并不存在诸如"如果 X 不存在，Y 必不存在"此类严格的规则。最近的研究（Guger et al.，2013）表明没有某项早期 ERP 成分的缺失可完全排除后续成分的出现，因此可存在 N1 未出现而 MMN 出现，N1 和 MMN 未出现而 P3 出现等（参见 Kotchoubey et al.，2005）现象。这意味着应用于意识障碍患者的 ERP 评估应始终检查所有重要的认知成分，且检查不应因初始发现为阴性而停止。

对于情绪刺激，Bostanov 和 Kotchoubey（2004）记录了对情感相关感叹词的 N300 成分。该波很可能是涉及情感违背的 N400 早期变形，而不是语义环境。后来 N300 也在大多数左半球损伤的 VS/UWS 和 MCS 患者中发现（Kotchoubey et al.，2009）。然而在本研究中，N300 的脑磁图分析显示其不能直接归因于情感处理，而应归因于后续检测情感失配的认知过程。

另一种高度带有情感色彩且有意义的刺激是受试者姓名（subject's own name，SON），在健康受试者的研究中发现与其他类似的刺激相比，SON 可引发更强烈的 P3（Berlad & Pratt，1995）。Kotchoubey 等（2004）将 SON 应用于一组 VS/UWS 患者，结果并没有发现 SON 与其他任何具有相同频率的刺激显示出幅度方面的差异。另 1 名 MCS 患者出现了一种矛盾的反应，表现为额叶负波而不是顶叶 P3。在后来的研究中也没有发现在 VS/UWS 患者中有 SON 反应（Schnakers et al.，2008），但这些研究在 MCS 患者中均发现了因 SON 明显增加的 P3。Qin 等（2008）对一个急性和慢性意识障碍患者混合组进行了研究，发现 12 例中的 7 例患者对 SON 出现了 MMN 波的显著增强（而 P3 则未出现）。另两项研究得出更为积极的结果，一项研究发现在被动条件下几乎所有患者（8 例中的 7 例 VS/UWS 患者和 3 例中的 3 例 MCS 患者）对 SON 均出现了 MMN 和 P3（Risetti et al.，2013），另一项研究发现尽管 VS/UWS 患者比 MCS 患者的响应速度明显延迟，但 5 例中的 3 例 VS/UWS 和 6 例中的 6 例 MCS 患者对 SON 出现了 P3 的增强，此外，研究中对 4 例闭锁综合征（locked-in syndrome，LIS）患者的研究得出相同的结果（Perrin et al.，2006）。上述最后一个研究设计是在其他不相关名字中出现受试者姓名，与典型的 Oddball 范式略有不同。

SON 数据表明在意识障碍患者中使用 ERP 时更重要的一点：在引发反应时最有效的刺激必须具有足够的复杂性。受试者姓名较纯音刺激复杂，可引起更为可靠的反应。同样，Jones 等（2000）在 VS/UWS 患者中获得了对从双簧管到单簧管过渡这种复杂的听觉模式偏差出现的明显 MMN。在意识障碍患者中，谐波音的变化同纯音声学等效变化相比，P3 和 MMN 的频率和波幅均明显升高（Kotchoubey et al.，2001，2003a）。*116*

ERP 也被用来研究意识障碍患者的学习过程。在 VS/UWS 患者中，皮质适应的简单学习过程似乎得以保留：在 33 例患者中，N1 成分在相同声音重复 10 次刺激后下降，在不同音调声音出现时恢复（Kotchoubey et al.，2006）。相反，Faugeras 等（2012）研究了模式刺激过程中更高层次的 ERP 变化过程，结果在 24 例中的 1 例 VS/UWS 患者和 28 例中的 2 例 MCS 患者中观察到类似于健康者的学习效应。

9.5 ERP 与意识

前文部分总结了许多意识障碍患者的大脑能够进行各种刺激处理，涉及广泛皮层 - 皮层下网络甚至处理单词含义的 ERP 证据。可表现出该能力的 VS/UWS 和 MCS 患者很多，不能用偶尔误诊来解释，然而意识障碍患者主要的诊断标准包括意识的严重障碍（MCS）或缺乏（VS/UWS），而不是信息处理能力方面，这与"即使是非常复杂的大脑处理过程也可以在没有意识参与下完成"的说法是不一致的（van Gaal & Lamme，2012），患者对于自己名字的被动大脑反应也是如此，这种反应持续存在于昏迷（Fischer et al.，2008）和 II 期睡眠时（Perrin et al.，1999）。我们应该注意避免混淆意识和注意力的表达：尽管 P3 对注意力高度敏感，但并不证明 P3 的存在意味着对刺激有意识的感知（Daltrozzo et al.，2012），保留的信息处理能力同样也并不能证明知觉的存在（Celesia，2013）。

在 Owen（2006）等的突破性研究之后，各种研究表明神经生理学技术不仅可以帮助阐明患者大脑的功能状况，且还可直接推测无意识患者的意识情况。若将 ERP 技术用于此目的，则应采用主动的范式，在此种范式中需命令患者完成某项任务，ERP 数据可帮助检查者判断（在没有行为反应的情况下）患者是否可以理解指令。如果给出指导语（例如，移动右手或左手）且如果 ERP 可证明患者努力遵循该指示，则可获得有意识的最直接的证据。目前为止，这样的证据仅仅在闭锁综合征患者中获得（Kotchoubey et al.，2003b；Schnakers et al.，2009），并未在意识障碍患者中出现。另一种主动范例利用了上述提及的患者对自己名字的回应。Schnakers 等（2008）的研究纳入了 8 例 VS/UWS 和 14 例 MCS 患者，利用 Oddball 范式将受试者姓名作为偏差刺激，实验中要求患者计数自己名字出现的次数。结果表明在 MCS 组中，P3 的波幅在对 SON 刺激上强于对其他刺激，而且在计数的主动条件下也显著大于被动条件，而在 VS/UWS 组中任何情况下均未记录到上述 ERP 反应。在个体水平上，主动计数条件下在 4 例 MCS 患者中发现 P3 波幅增加，但在 VS/UWS 患者中均未出现。当靶刺激是患者不熟悉的名字时也可以得到类似的结果。Risetti 等（2013）也发现计数 SON 指令的反应仅出现在 MCS 患者，而非 VS/UWS 患者。这些结果首先表明至少一些 MCS 患者能够有意地遵循指示，其次，对这些患者的指导是有效的，而与刺激的性质无关，患者自己的名字可以用另一种复杂性相当的刺激来代替（图 9.3）。

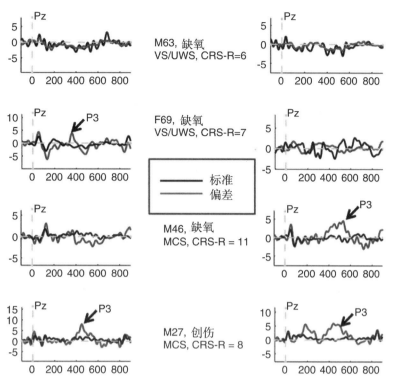

图 9.3　对 4 例意识障碍患者利用两种声音 Oddball 范式的不同评价结果。左栏：指导语"仅听"。右栏：指导语"计数靶刺激数量"。所有负波朝下。63 岁男性患者：任何情况均无 P。69 岁女性患者：仅被动条件下出现 P3。46 岁男性患者：仅主动条件下出现 P3。47 岁男性患者：主动条件和被动条件下均出现 P3

注：VS/UWS：植物状态/无反应觉醒综合征，MCS：微意识状态，CRS-R：改良昏迷恢复量表

其他刺激很少会根据指令诱发出显著的 ERP 反应。Chennu 等（2013）发现在 1 例 VS/UWS 患者中出现计数单词的这种反应，但在 12 例 MCS 患者中未出现。另一研究使用稍微修改过的 Oddball 类型来检查 22 例 VS/UWS 患者，实验中让患者计算复杂的模式偏差，结果表明在检查后的几天内诊断改为 MCS 的两名患者在计数偏差刺激时出现明显的 P3b（Faugeras et al.，2011）。在健康受试者中，当他们不注意偏差刺激时则该 P3 反应消失（Bekinschtein et al.，2008），由于可以重复出众所周知的 P3 的注意力效应（见上文）。因此两名患者的阳性结果应归功于他们遵循指示（即主动意识的存在），而不是模式偏差本身。

9.6　诊断与预后

作为大多数研究的共同结果，ERP 并不能区分 VS/UWS 和 MCS 患者（Balconi et al.，2013；Faugeras et al.，2011，2012；Fischer et al.，2010；Kotchoubey et al.，2009；Perrin et al.，2006；Ragazzoni et al.，2013）。对于"ERP 与意识有关"的结论应该谨慎

117

对待，除了 VS/UWS 和 MCS 患者，或者当 ERP 效应与某些行为意识量表相一致时，它们通常考虑的是清醒患者，但与 VS/UWS 和 MCS 之间的临界界限不一致（例如 Wijnen et al.，2007）。两个值得注意的例外是 Schoenle 和 Witzke（2004）以及 Schnakers 等（2008）证明了 VS 和 MCS 患者的差异较大。然而在前者中，ERP 成分的存在是由一名不知情的评估者主观评估的。后者可能包括特别严重的 VS/UWS 患者，因为这些患者的 N1 是完全消失的，尽管这一成分在大多数 VS/UWS 患者中应该是存在的。Kotchoubey 等（2005）的数据揭示了这个问题。多数 MCS 患者具有中度（θ，4～7 Hz）慢波的背景脑电（例如 Leon-Carrion et al.，2008）。如果将它们与具有类似 EEG 模式的 VS/UWS 患者进行比较，则可以发现在任何 ERP 成分均无差异。然而，具有严重慢波节律（δ，≤3 Hz）的 VS/UWS 患者除了 N1（在少数情况）成分，没有显示其他有意义的 ERP 成分。因此，其他研究比较 VS/UWS 和 MCS 的结果可能严重依赖于 VS/UWS 患者在特定样本中的中度和重度背景脑电干扰的确切"混合"（另见第 5 章）。

与诊断相反，病因似乎是影响意识障碍患者 ERP 反应的一个因素。特别是晚期 ERP 成分在创伤性脑损伤患者中比在缺氧性脑损伤患者中出现得更为频繁（例如 Cruse et al.，2012；Fischer et al.，2010；Kotchoubey，2005；Steppacher et al.，2013）。意识障碍患者的诊断问题与预后密切相关（Bruno et al.，2011a；Gawryluk et al.，2010）。即使将诸如病因和发病时间等重要的临床变量都考虑到，仍存在很高的不确定性。因此寻找神经生理学预测指标仍是一个重要的任务。

Kotchoubey 等（2005）对 23 例 VS/UWS 患者和 20 例 MCS 患者收集了 6 个月的随访资料进行回顾性分析，其中 9 例 VS/UWS 患者（4 例成为 MCS，5 例可以交流）和 10 例 MCS 患者（全部可以交流）表现了临床方面的改善。存在 MMN 的患者比未见 MMN 的患者有更显著的改善，对于 N400 也有同样的趋势。荷兰学者（Wijnen et al.，2007）证实了 MMN 的重要性，虽然他们只纳入了 10 例 VS/UWS 患者，但纳入的所有患者都得以恢复。这项研究有几个重要的优点：它是前瞻性的（而不是回顾性的，Kotchoubey et al.，2005），样本的同质性较强，且每位患者每 2 周检查一次，持续 3.5 个月。MMN 波幅的增加先于临床恢复，但最强的变化发生在从 VS/UWS 向 MCS 转变后，当患者能够接受不同的指令时（根据 Bruno et al.，2011b，MMN 最强的变化与从 MCS－转换到 MCS＋一致）。

MMN 的发现有两个原因是值得注意的。第一是因为它能够可靠地预测急性昏迷患者的结局（Fischer et al.，1999；Daltrozzo et al.，2007）（参见第 7 章）。大脑的急性病理过程和诸如 VS/UWS 和 MCS 的慢性病理过程在形态学和病理生理学方面差异很大，因此决定其时间过程的因素通常是不同的，然而相同的 ERP 成分可能是昏迷和慢性意识障碍脑功能的重要指标。其次，考虑到 MMN 成分在很大程度上与实际的意识状态无关，因此 MMN 预测意识恢复的事实可能显得很奇怪。MMN 的存在并不表示患者在检查时能够有意识地感知刺激，但是这种能力无法通过临床方法检测到。相反，MMN 可能代表大脑的潜在的储备，这些储备随后将以有意识的觉知被觉察到。

这里提到几个较小的研究。其中一项研究是对 1 例创伤性脑损伤诊断为 VS/UWS 的年轻男子每 3～4 个月进行一次 ERP 检查，从外伤后的第 6 个月起该患者在 Oddball 范式（P3）和单词配对范式（N400）中均规律出现正常的反应，直到第 22 个月临床情况出现改善，患者突然恢复了全面的知觉水平（Faran et al.，2006）。上文也有所提及的另一项研究（Faugeras et al.，2011）发现 2 例脑损伤后急性期（创伤后 15 天和 25 天）的患者在计数情况下对复杂模式偏差出现更为明显的 P3，而这 2 例患者在随后 7 天内均转变为 MCS，而在另外 20 例未出现 P3 的 VS/UWS 患者中，其中仅 2 例在随后的 7 天内转变为 MCS。Qin 等（2008）通过 3 个月的随访研究，发现在 9 例中的 4 例出现 N1 的患者，以及 7 例中的 4 例对受试者姓名出现 MMN 的患者意识水平得以改善，而 3 例未出现 N1 的患者和 5 例对受试者姓名未出现 MMN 的患者则无此变化。然而其研究的样本也包括急性昏迷状态的患者，故这些数据仅可作为初步评估。

Kotchoubey 等（2005）观察到的 N400 的预测趋势在最近的一项研究中得到重复，该研究也是迄今为止最大、最严谨的研究（Steppacher et al.，2013）。该研究纳入 175 例意识障碍患者，对其中 53 例 VS 患者和 39 例 MCS 患者在发病后 2 至 15 年（平均 8.3 年）进行了随访。目标 ERP 成分采用最常见的视觉专家评估和理论上最具信息性的 *t*-CWT 两种方法进行确定。这两种方法均得到相同的结果：N400 的出现与患者随后数年临床行为学的改善具有显著相关性（*p* 值在 0.0001 到 0.035 之间）。N400 的预测价值不依赖于诊断（VS/UWS、MCS）或病因（创伤、缺氧以及其他原因）。相反，Oddball 范式中 P3 的存在与任何诊断或病因组的结果无关（*p* 值在 0.35 和 1.0 之间）。

与其他报道不同的是，在一项对象为 34 例创伤性 VS/UWS 患者（Cavinato et al.，2009）的研究中发现了 P3 显著的预测效果，在另一项对象为 39 例 MCS 患者（Luauté et al.，2010）的研究中发现了中潜伏期听觉 EP 成分的预测效果。后者的研究方法是在急性期记录 ERP，并对患者进行 5 年的随访，结果发现所有患者在 1 年后转变为 MCS（此外也对 12 例 VS/UWS 患者进行了研究，但 1 年后诊断均未改变）。在 MCS 组，N1 也可预测患者的长期结局，但 MMN 却不能。最后 Wijnen 等（2014）作为唯一使用视觉（闪光）刺激的研究团队，对 11 例 VS/UWS 患者进行研究，结果发现外源性 EP 成分的出现与 1 年后患者的临床改善间存在显著相关。

这些研究数据结果的异质性并不奇怪，至少两个原因可以解释。首先，患者样本存在异质性：这涉及诊断（VS/UWS、MCS、昏迷）、病因（单纯创伤和多因素）以及创伤昏迷后昏迷时间［从几天（Faugeras et al.，2011）到几年（Luauté et al.，2010）］。然而这种限制至少也存在于 9.4 中提到的关于认知相关的研究，这或许能解释 ERP 成分出现频率差异的原因。其次，更明确地说，对于预测研究的结果取决于搜索预测因子开始的初始自变量集合。在上述所有研究中，这个集合都很小，若包含其他变量可能会彻底改变最终结果。只有在涉及广泛的潜在临床、神经生理学和人口统计学预测的大型多中心纵向研究中，才可明确关于 ERP 和其他神经生理变量（例如睡眠 EEG 和 fMRI）预测作用的可靠性。

9.7 结论

事件相关电位（ERP）是对严重意识障碍患者残存认知功能有效的评估方法。与 fMRI 和 PET 相比，ERP 的空间分辨率较差，但 ERP 具有较高的功能特异性和良好时间分辨率，可在线进行大脑信息的操作处理。ERP 可以结合不同种类的被动（单纯刺激）和主动（指导）任务，从而使研究者能够检查患者不同方面的认知能力。作为 EEG 的一个分支，ERPs 具备 EEG 的全部优点。该方法廉价、易于操作且操作性良好，所有记录均可在患者床旁即刻完成。利用 ERP 能够评估广泛的认知过程，但其中大部分认知过程并不一定与意识有关。尽管已有与 ERP 相结合的指令任务可直接探索患者的意识觉知水平，但应进一步研究 ERP 在执行任务中与 fMRI（Monti et al.，2010）、其他脑电技术（Goldfine et al.，2011），甚至较为简单的肌电图（Bekinschtein et al.，2008）相比是否存在优势。

ERP 方法学的主要局限性在于情感过程的弱反射，从理论和实践两个角度来讲均是一个重要问题。许多照料者主要对诸如患者是否会感到疼痛以及是否可以建立与他们的情感联系等类似问题感兴趣。ERP 很难阐明前者，涉及后者的说明也相当有限。疼痛和情绪知觉均是由深层脑结构的活动介导的，而 ERP 成分却不能表达。根据简单的生物物理学原理，ERP 不可能显示岛叶、杏仁核或小脑的活动。前扣带皮层的活动也在情感过程中起重要作用，这可以在 ERP 中表现出来（Nieuwenhuis et al.，2003；Cannon et al.，2009），但只在特定的、非常复杂的不能应用于意识障碍的任务中表现出来。

目前以下问题在意识障碍的 ERP 研究中非常重要：

（1）综合评估：ERP 检查需要多长时间，需要提供多少刺激？虽然基础研究的答案是"越多越好"，但在意识障碍患者中使用太长的范式很容易导致患者的适应性和疲劳感，从而导致假阴性。应如何确定最佳长度？

（2）意识评估：可以在被动范式中完成吗？由于许多患者都有自觉的感受，但不能遵循指令，因此主动的指令任务必然会导致假阴性（Kotchoubey & Lang，2011）。

（3）预后评估：需要进行控制良好的、具有代表性意识障碍患者的、大样本的、且具有足够数量的自变量的研究。仅有 10 ～ 50 例患者和 5 ～ 10 个独立变量的研究，其研究价值非常有限。

参考文献

Balconi M, Arangio R, Guarnerio C, 2013. Disorders of Consciousness and N400：ERP measures in response to a semantic task ［J］. J Neuropsychiatry Clin Neurosci, 25：237 – 243.

Bekinschtein T A, Coleman M R, Niklison J R, et al. , 2008. Can electromyography objectively detect voluntary movement in disorders of consciousness?［J］. J Neurol Neurosurg Psychiatry, 79（7）：826 – 828.

Benjamini Y, Hochberg Y, 1995. Controlling the false discovery rate：a practical and powerful approach to multiple testing ［J］. J R Stat Soc, 57（1）：289 – 300.

Berlad I, Pratt H, 1995. P300 in response to the subject's own name [J]. Electroencephalogr Clin Neuro-physiol, 96 (5): 472 – 474.

Blair R C, Karninski W, 1993. An alternative method for significance testing of waveform difference poten-tials [J]. Psychophysiology, 30: 518 – 524.

Boly M, Garrido M I, Gossieres O, et al., 2011. Preserved feedforward but impaired top-down processes in the vegetative state [J]. Science, 332: 858 – 862.

Bostanov V, 2003. BCI competition 2003—Data sets Ib and IIB: feature extraction from event-related brain potentials with the continuous wavelet transform and the t-value scalogram [J]. IEEE Trans Biomed Eng, 51 (6): 1057 – 1061.

Bostanov V, Kotchoubey B, 2004. Recognition of affective prosody: continuous wavelet measures of event related brain potentials to emotional exclamations [J]. Psychophysiology, 41: 259 – 268.

Bostanov V, Kotchoubey B, 2006. The t-CWT: a new ERP detection and quantification method based on the continuous wavelet transform and student's t-statistics [J]. Clin Neurophysiol, 117: 2627 – 2644.

Bostanov V, Keune P, Kotchoubey B, et al., 2013. Event-related brain potentials reflect increased concen-tration ability after mindfulness-based cognitive therapy for depression [J]. Psychiatry Res, 199: 174 – 180.

Bruno M-A, Gosseries O, Ledoux D, et al., 2011a. Assessment of consciousness with electrophysiological and neurological imaging techniques [J]. Curr Opin Crit Care, 17: 146 – 151.

Bruno M-A, Vanhaudenhuyse A, Thibaut A, et al., 2011b. From unresponsive wakefulness to minimally conscious PLUS and functional locked-in syndromes: recent advances in our understanding of disorders of con-sciousness [J]. J Neurol, 258: 1373 – 1384.

Cannon R, Congedo M, Lubar J, et al., 2009. Differentiating a network of executive attention: Loreta neu-rofeedback in anterior cingulate and dorsolateral prefrontal cortices [J]. Int J Neurosci, 119 (3): 404 – 441.

Cavinato M, Freo U, Ori C, et al., 2009. Postacute P300 predicts recovery of consciousness from traumatic vegetative state [J]. Brain Inj, 23 (12): 973 – 980.

Celesia G, 2013. Conscious awareness in patients in vegetative states: myth or reality? [J]. Curr Neurol Neurosci Rep 13: article, 395. doi: 10. 1007/s11910 – 013 – 0395 – 7.

Chennu S, Finoia P, Kamau E, et al., 2013. Dissociable endogenous and exogenous attention in disorders of consciousness [J]. NeuroImage: Clin, 3: 450 – 461.

Coles M G H, 1989. Modern mind-brain reading: psychophysiology, physiology, and cognition [J]. Psy-chophysiology, 26: 251 – 269.

Cruse D, Chennu S, Chatelle C, et al., 2012. Relationship between etiology and covert cognition in the minimally conscious state [J]. Neurology, 78: 816 – 822.

Daltrozzo J, Wioland N, Mutschler V, et al., 2007. Predicting outcome of coma using event related brain potentials: a meta-analytic approach [J]. Clin Neurophysiol, 118: 606 – 614.

Daltrozzo J, Wioland N, Kotchoubey B, 2012. The N400 and Late Positive Complex (LPC) effects reflect *121* controlled rather than automatic mechanisms of sentence processing [J]. Brain Sci, 2: 267 – 297.

Duncan C C, Barry R J, Connolly J F, et al., 2009. Event-related potentials in clinical research: guidelines for eliciting, recording, and quantifying mismatch negativity, P300, and N400 [J]. Clin Neurophysiol,

120：1883 – 1908.

Faran S, Vatine J J, Lazary A, et al. , 2006. Late recovery from permanent traumatic vegetative state heralded by event related potentials [J]. J Neurol Neurosurg Psychiatry, 77：998 – 1000.

Faugeras F, Rohaut B, Weiss N, et al. , 2011. Probing consciousness with event related potentials in the vegetative state [J]. Neurology, 77：264 – 268.

Faugeras F, Rohaut B, Weiss N, et al. , 2012. Event related potentials elicited by violations of auditory regularities in patients with impaired consciousness [J]. Neuropsychologia, 50：403 – 418.

Fischer C, Morlet D, Bouchet P, et al. , 1999. Mismatch negativity and late auditory evoked potentials in comatose patients [J]. Clin Neurophysiol, 110 (9)：1601 – 1610.

Fischer C, Dailler F, Morlet D, 2008. Novelty P3 elicited by the subject's own name in comatose patients [J]. Clin Neurophysiol, 119：2224 – 2230.

Fischer C, Luaute J, Morlet D, 2010. Event-related potentials (MMN and novelty P3) in permanent vegetative and minimally conscious states [J]. Clin Neurophysiol, 121 (7)：1032 – 1042.

Gawryluk J R, D'Arcy R C N, Connolly J F, et al. , 2010. Improving the clinical assessment of consciousness with advances in electrophysiological and neuroimaging techniques [J]. BMC Neurol, 10：article 11.

Gayle L C, Gal D E, Kieffaber P D, 2012. Measuring affective reactivity in individuals with autism spectrum personality traits using the visual mismatch negativity event-related brain potential [J]. Front Hum Neurosci, 6：article 334.

Goldfine A M, Victor J D, Conte M M, et al. , 2011. Determination of awareness in patients with severe brain injury using EEG power spectral analysis [J]. Clin Neurophysiol, 122 (11)：2157 – 2168.

Groppe D M, Urbach T P, Kutas M, 2011a. Mass univariate analysis of event-related brain potentials/fields. Ⅰ：a critical tutorial review [J]. Psychophysiology, 48：1711 – 1725.

Groppe D M, Urbach T P, Kutas M, 2011b. Mass univariate analysis of event-related brain potentials/fields. Ⅱ：timulation studies [J]. Psychophysiology, 48：1726 – 1737.

Guger C, Noirhomme Q, Naci L, et al. , 2013. Brain-computer interfaces for coma assessment and communication [R/OL]. Unpublished report of the European Union project DECODER. http：//cordis. europa. eu/project/rcn/93827_en. html.

Guthrie D, Buchwald J S, 1991. Significance testing of difference potentials [J]. Psychophysiology, 28 (2)：240 – 244.

Jones S J, Vaz Pato M, Sprague L, et al. , 2000. Auditory evoked potentials to spectro-temporal modulation of complex tones in normal subjects and patients with severe brain injury [J]. Brain, 123：1007 – 1016.

Kiefer M, 2002. The N400 is modulated by unconsciously perceived masked words：further evidence for an automatic spreading activation account of N400 priming effects [J]. Cogn Brain Res, 13：27 – 39.

King J R, Bekinschtein T, Dehaene S, 2011. Comment on "Preserved feedforward but impaired top-down processes in the "vegetative state" [J]. Science, 334：1203.

Korn E L, Troendle J F, McShane L, et al. , 2004. Controlling the number of false discoveries：application to high-dimensional genomic data [J]. J Stat Plann Inference, 124：379 – 398.

Kornhuber H H, Deecke L, 1965. Hirnpotentialänderungen bei willkürbewegungen und passiven bewegungen des menschen：bereitschaftspotential und reafferente potentiale [J]. Pfl ügers Archiv der gesamten Physiol, 284：1 – 17.

Kotchoubey B, 2005. Apallic syndrome is not apallic—is vegetative state vegetative? [J]. Neurol Rehabil, 15: 333 – 356.

Kotchoubey B, 2006. Event-related potentials, cognition, and behavior: a biological approach [J]. Neurosci Biobehav Rev, 30: 42 – 65.

Kotchoubey B, Lang S, 2011. Editorial. Intuitive versus theory-based assessment of consciousness: the problem of low-level consciousness [J]. Clin Neurophysiol, 122: 430 – 432.

Kotchoubey B, Lang S, Baales R, et al. , 2001. Brain potentials in human patients with severe diffuse brain damage [J]. Neurosci Lett, 301: 37 – 40.

Kotchoubey B, Lang S, Herb E, et al. , 2003a. Stimulus complexity enhances auditory discrimination in patients with extremely severe brain injuries [J]. Neurosci Lett, 352: 129 – 132.

Kotchoubey B, Lang S, Winter S, et al. , 2003b. Cognitive processing in completely paralyzed patients with amyotrophic lateral sclerosis. Eur J Neurol, 10: 551 – 558.

Kotchoubey B, Lang S, Herb E, et al. , 2004. Reliability of brain responses to the own name in healthy subjects and patients with brain damage [M] // Moore N C, Arikan M K. Brainwaves and mind: recent advances. New York: Kjellberg, Inc. : 75 – 80.

Kotchoubey B, Lang S, Mezger G, et al. , 2005. Information processing in severe disorders of consciousness: vegetative state and minimally conscious state [J]. Clin Neurophysiol, 116: 2441 – 2453.

Kotchoubey B, Jetter U, Lang S, et al. , 2006. Evidence of cortical learning in vegetative state [J]. J Neurol, 253 (10): 1374 – 1376.

Kotchoubey B, Kaiser J, Bostanov V, et al. , 2009. Recognition of affective prosody in brain-damaged patients and healthy controls: a neurophysiological study using EEG and whole-head MEG [J]. Cogn Affect Behav Neurosci, 9 (2): 153 – 167.

Laaksonen H, Kujala J, Salmelin R, 2008. A method for spatiotemporal mapping of event-related modulation of cortical rhythmic activity [J]. NeuroImage, 42: 207 – 217.

Lage-Castellanos A, Martínez-Montes E, Hernández-Cabrera J A, et al. , 2008. False discovery rate and permutation test: an evaluation in ERP data analysis [J]. Stat Med, 29: 63 – 74.

Leon-Carrion J, Martin-Rodriguez J F, Damas-Lopez J, et al. , 2008. Brain function in minimally conscious state: a quantitative neurophysiological study [J]. Clin Neurophysiol, 119 (7): 1506 – 1514.

Luauté J, Maucott-Boulch D, Tell L, et al. , 2010. Long-term outcomes of chronic minimally conscious and vegetative states [J]. Neurology, 75: 246 – 252.

Maris E, Oostenveld R, 2007. Nonparametric statistical testing of EEG and MEG data [J]. J Neurosci Methods, 164: 177 – 190.

Marosi M, Prevec T, Masala C, et al. , 1993. Event-related potentials in vegetative state [J]. Lancet, 341: 1473.

Monti M M, Vanhaudenhuyse A, Coleman M R, et al. , 2010. Willful modulation of brain activity in disorders of consciousness [J]. N Engl J Med, 362: 579 – 589.

Moriya T, Katayama Y, Kurihara J, et al. , 1995. P300 in patients in a persisting vegetative state [J]. Electroencephalogr Clin Neurophysiol Electromyogr Mot Control, 97 (4): 206.

Müller-Putz G, Klobassa D, Pokorny C, et al. , 2012. The auditory P300-based SSBCI: a door to minimally conscious patients?[C]. Proceedings of the 34th annual international IEEE EMBS conference. San Diego: 1 – 4.

Näätänen R, Alho K, 1995. Mismatch negativity—a unique measure of sensory processing in auditio [J] Int J Neurosci, 80: 317 – 337.

Näätänen R, Winkler I, 1999. The concept of auditory stimulus representation in cognitive neuroscience [J]. Psychol Bull, 125 (6): 826 – 859.

Näätänen R, Pakarinen S, Rinne T, et al. , 2004. The mismatch negativity: toward the optimal paradigm [J]. Clin Neurophysiol, 115: 140 – 144.

Näätänen R, Paavilainen P, Rinne T, et al. , 2007. The mismatch negativity (MMN) in basic research of central auditory processing: a review [J]. Clin Neurophysiol, 118: 2544 – 2590.

Nieuwenhuis S, Yeung N, van den Wildenberg W, et al. , 2003. Electrophysiological correlates of anterior cingulate function in a go/no-go task [J]. Cogn Affect Behav Neurosci, 3: 17 – 26.

Oostenveld R, Fries P, Maris E, et al. , 2011. FieldTrip: open source software for advanced analysis of MEG, EEG, and invasive electrophysiological data [J]. Comput Intell Neurosci, 2011: article 156869.

Owen A M, Coleman M R, Boly M, et al. , 2006. Detecting awareness in the vegetative state [J]. Science, 313: 1402.

Perrin F, Garcia-Larrea L, Mauguiere F, et al. , 1999. A differential brain response to the subject's own name persists during sleep [J]. Clin Neurophysiol, 110 (12): 2153 – 2164.

Perrin F, Schnakers C, Schnabus M, et al. , 2006. Brain response to one's own name in vegetative state, minimally conscious state, and locked-in syndrome [J]. Arch Neurol, 63 (4): 562 – 569.

Picton T W, Hillyard S A, 1988. Endogenous event-related potentials [M] // Picton T W. Human event-related potentials, vol 3. Amsterdam: Elsevier: 361 – 426.

Qin P, Di H, Yan X, et al. , 2008. Mismatch negativity to the patient's own name in chronic disorders of consciousness [J]. Neurosci Lett, 448: 24 – 28.

Ragazzoni A, Pirelli C, Veniero D, et al. , 2013. Vegetative versus minimally conscious states: a study using TMS-EEG, sensory and event-related potentials [J]. Clin Neurophysiol, 124: e189 (Abstract).

Real R, Kotchoubey B, Kübler A, 2014. Studentized continuous wavelet transform (t-CWT) in the analysis of individual ERPs: real and simulated EEG data [J]. Front Neurosci, 8: 279.

Reuter B M, Linke D B, Kurthen M, 1989. Kognitive prozesse bei bewußtlosen: eine brain-mapping-studie zu P300 [J]. Arch Psychol, 141: 155 – 173.

Risetti M, Formisano R, Toppi J, et al. , 2013. On ERPs detection in disorders of consciousness rehabilitation [J]. Front Hum Neurosci, 7: 775.

Schnakers C, Perrin F, Schabus M, et al. , 2008. Voluntary brain processing in disorders of consciousness [J]. Neurology, 71: 1614 – 1620.

Schnakers C, Perrin F, Schabus M, et al. , 2009. Detecting consciousness in a total locked-in syndrome: an active event-related paradigm [J]. Neurocase, 15: 271 – 277.

Schoenle P, Witzke W, 2004. How vegetative is the vegetative state? Preserved semantic processing in VS patients—Evidence from N400 event-related potentials [J]. Neurorehabilitation, 19: 329 – 334.

Silva-Pereyra J, Harmony T, Villanueva G, et al. , 1999. N400 and lexical decisions: automatic or controlled processing?[J]. Clin Neurophysiol, 110: 813 – 824.

Steppacher I, Eickhof S, Jordanov T, et al. , 2013. N400 predicts recovery from disorders of consciousness

［J］. Ann Neurol, 73: 594 – 602.

Tervaniemi M, Maury S, Näätänen R, 1994. Neural representation of abstract stimulus features in the human brain as reflected by the mismatch negativity ［J］. Neuroreport, 5 (7): 844 – 846.

Valdes-Sosa M J, Bobes M A, Perez-Abalo M C, et al. , 1987. Comparison of auditory-evoked potential detection methods using signal detection theory ［J］. Audiology, 26: 166 – 178.

van Gaal S, Lamme V A F, 2012. Unconscious highlevel information processing: implication for neurobiological theories of consciousness ［J］. Neuroscientist, 18 (3): 287 – 301.

Walter W G, Cooper R, Aldridge V J, et al. , 1964. Contingent negative variation: an electric sign of sensorimotor association and expectancy in the human brain ［J］. Nature, 203: 380 – 384.

Wijnen V J M, van Boxtel G J M, Einlander H J, et al. , 2007. Mismatch negativity predicts recovery from the vegetative state ［J］. Clin Neurophysiol, 118: 605 – 610.

Wijnen V J N, Einlander H J, de Gelder B, et al. , 2014. Visual processing during recovery from vegetative state to consciousness: comparing behavioural indices to brain responses ［J］. Neurophysiol Clin, 44: 457 – 469.

Witzke W, Schönle P W, 1996. Ereigniskorrelierte Potentiale als diagnostisches Mittel in der neurologischen Frührehabilitation ［J］. Neurol Rehabil, 2: 68 – 80.

123

第 10 章 经颅磁刺激联合脑电图

Olivia Gosseries[①], Olivier Bodart[①], Marcello Massimini[②] 著 何江弘 译

125 **摘 要**

临床行为学检查仍是严重脑损伤后慢性意识障碍的主要诊断与评估方法，但其有一定的误诊率，误诊可能导致预后误判及不当治疗策略的制定。通过经颅磁刺激联合脑电图（transcranial magnetic stimulation and electroencephalography，TMS-EEG）评估大脑的功能整合和分化情况，可对患者的意识水平进行评测。本章中，我们回顾了近年来 TMS-EEG 的研究进展，并对正常觉醒、生理（睡眠）、药理（麻醉）和病理（脑损伤）状态下的大脑复杂性进行介绍。TMS-EEG 有助于揭示严重获得性脑损伤引起的意识障碍的病理生理学特征，从而为医生做出恰当的诊断及预后评定并实施相应治疗提供帮助。

10.1 引言

126 目前，行为学检查仍是严重脑损伤后意识障碍患者的诊断"金标准"（Bodart et al.，2013）。然而，完全依靠医生经验来确定患者显现的行为特征是生理反射还是有意识的活动，很容易出现误判和误诊。例如，医生可能会忽略患者并存的运动、感觉或认知功能障碍对意识表达能力的限制。行为学和脑成像研究已经证明，一些被床旁检查认为无意识的患者，实际上保留了一定的有意识的觉知能力（Monti et al.，2010；Schnakers et al.，2009）。因此，准确评定 DOC 患者的意识状态，对做出正确预后估计并制订最恰当的诊疗计划至关重要。然而，迄今为止还没有科学、可靠且不依赖于感觉输入和运动输出来评定意识水平的评估方法。经颅磁刺激（TMS）联合脑电图（EEG）是一种可以在个体水平评定正常生理、病理状态及药理学条件下意识水平的生物学测量方法（Gosseries et al.，2014）。在本章中，我们描述了 TMS-EEG 技术的基本原理，以

---

①O. Gosseries；O. Bodart：Coma Science Group, Cyclotron Research Centre and Neurology Department, University and University Hospital of Liege, Sart-Tilman B30, Liege 4000, Belgium；Center for Sleep and Consciousness, and Postle Laboratory, Departments of Psychiatry and Psychology, University of Wisconsin, Madison, WI, USA. e-mail: ogosseries@ ulg. ac. be

②M. Massimini：Department of Biomedical and Clinical Sciences "Luigi Sacco", University of Milan, Milan, Italy.

及该技术如何评估不同状态有意识/无意识下的皮层兴奋性、有效连接性以及大脑复杂性。

10.2　经颅磁刺激

TMS 是一种基于电磁感应原理，非侵入性地调节皮层兴奋性的神经调控手段（Hallett，2000）。简言之，电流通过 TMS 线圈产生垂直磁场，该磁场可以穿过头骨并在下方的皮层产生感应电流。TMS 释放的单一的、成对的或重复的脉冲，能够引起短暂的神经元去极化和产生动作电位（Lapitskaya et al.，2009b）。单脉冲 TMS 刺激运动皮层可以产生运动诱发电位（Lapitskaya et al.，2009a），而刺激视觉皮层可以产生光幻视（Kastner et al.，1998）。成对脉冲 TMS 和重复性 TMS 可用于评估皮层抑制、易化和可塑性。重复性 TMS 已被批准通过刺激相应脑区，诱导神经元集群的持续抑制（＜1 Hz）或激活（＞1 Hz），并随后观察行为和认知变化（Miniussi & Rossini，2011）。

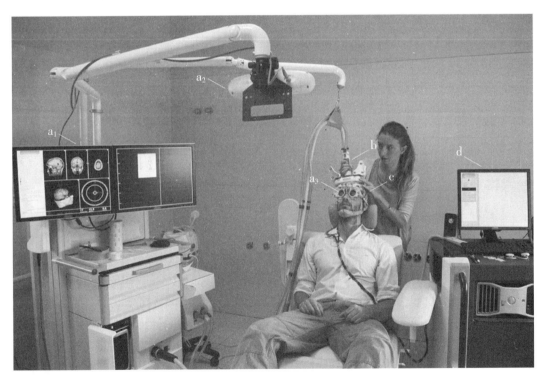

图 10.1　神经导航 TMS-EEG 系统

神经导航系统由三维头部模型和定位系统（a_1）、红外摄像机（a_2）和覆盖反射球、用于红外跟踪的眼镜（a_3）组成。刺激线圈（b）也被这些反射球覆盖，用于精确定位刺激点。60 导 EEG 电极帽（c）连接到磁兼容 EEG 放大器和记录系统（d）。TMS-EEG：经颅磁刺激联合高密度脑电图（Napolitani et al.，2014）

最近几年，TMS 结合高密度脑电图和神经导航系统（图 10.1），不必通过 TMS 刺激的肌肉活动或行为反应进行间接判断，而可以直接测量大脑本身的活动。该技术利用单脉冲 TMS 诱发皮层表面局部神经元放电，并利用脑电测量局部和远处皮层的反应（图 10.2）。该技术能够研究刺激靶点的皮层兴奋性（即 TMS 诱发的初级响应幅度）以及具有高时空分辨率的长距离的皮层有效连接（即 TMS 扰动对全脑的影响）（Massimini et al.，2009）。神经导航系统允许精确地刺激选定的大脑区域，并确保刺激位置的稳定性以及不同时段之间的可重复性（Casarotto et al.，2010）。得益于硬件设备升级更新、EEG 放大器的改进和先进的数据处理技术，研究证明可以获得皮层刺激后的可靠反应而不受 TMS 引起的伪迹影响（Rogasch & Fitzgerald，2013；Gosseries et al.，2014）。最近的研究通过溯源和统计分析以检测不同大脑状态刺激后皮层反应的时空动力学变化，比如正常觉醒、睡眠、麻醉和脑损伤（Casali et al.，2010，2013）。

10.3　正常觉醒

如图 10.2 所示，在清醒期 TMS 诱发持续的长程和复杂的激活模式（Massimini et al.，2005）。由于每个脑区存在固有频率，不同脑区的 TMS-EEG 反应不尽相同（Rosanova et al.，2009）。例如，TMS 稳定地诱发枕叶皮层 α 振荡（8～12 Hz）、顶叶 β 振荡（13～20 Hz）和额叶快速 β/γ 振荡（21～50 Hz）（Rosanova et al.，2009）。通过皮层连接，TMS 的间接刺激也会诱发脑区固有频率的振荡。最近还发现 TMS 诱发的皮层兴奋性随清醒进程而相应增强（Huber et al.，2013）；短期记忆任务可以增加 TMS 诱发电流的强度和空间传播能力（Johnson et al.，2012）。最后，给予工作记忆任务的训练可以增强额顶叶和顶枕叶网络的有效连接性（Kundu et al.，2013）。

10.4　睡眠

导航 TMS-EEG 也被用于研究从觉醒到睡眠的转变。非快速眼动睡眠期（non-REM，NREM）的觉知水平大幅度减弱，TMS 只能在刺激靶点局部诱发出大振幅的正负波（Massimini et al.，2005）。此时，增加刺激强度会诱发类似自发的 NREM 睡眠慢波的正负波（Massimini et al.，2007），但这种刻板反应的复杂度仍低于清醒状态，这表明尽管在 NREM 过程中丘脑－皮层系统保持反应性，但它丧失了产生分化模式的神经活动的能力。在快速眼动睡眠中，即使大脑与外界隔绝，人们仍然可以通过生动的梦境来呈现意识，这些梦还可以在醒来后被描述出来。REM 中的 TMS-EEG 反应是一种复杂而分布广泛的高频反应，与觉醒期间观察到的 TMS-EEG 反应非常相似（Massimini et al.，2010）。这种皮层－皮层之间的交互复杂性，可能提示我们意识可以无须依赖感觉输入和运动输出而独立存在。

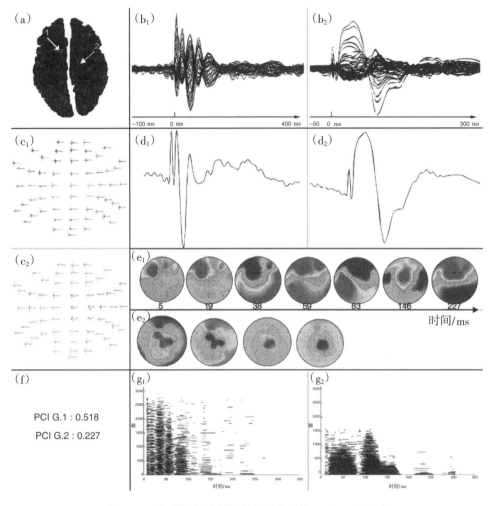

图 10.2　有意识和无意识状态下典型的 TMS-EEG 反应

（a）受试者大脑的刺激靶点（箭头）（1：健康受试者，2：处于植物状态/无反应性觉醒综合征的患者）。（b）健康清醒受试者（b_1）和植物状态/无反应性觉醒综合征患者（b_2）中 60 个电极上的平均 TMS-EEG 响应。（c）针对健康受试者（c_1）和无意识患者（c_2）在空间（即通道）上的 TMS-EEG 反应。（d）意识清醒（d_1）和无意识状态（d_2）TMS 刺激下的典型 TMS-EEG 反应。（e）最大活动随时间变化的地形图分布（e_1：意识清醒；e_2：无意识状态）。（g）对于意识清醒（g_1）和无意识状态（g_2）的跨时间显著激活源的二元矩阵，该矩阵的压缩有助于计算扰动复杂性指数（PCI）（f）

10.5　全身麻醉

除了生理变化之外，从清醒到无意识的转变可以通过药物来驱动。在咪达唑仑诱导的全身麻醉下，对受试者进行 TMS 刺激，只在刺激靶点局部诱发大振幅的正负波并迅速消失（Ferrarelli et al.，2010）。患者在这种情况下的反应非常类似于在 NREM 睡眠中观察到的反应。同样，当受试者从咪达唑仑全身麻醉中醒来时，他们不能表述跟意识相关的内容（Bulach et al., 2005）。咪达唑仑完全作用于 GABA$_A$ 受体，因此可能抑制丘脑皮层系统，阻止其与远处皮层区域进行广泛和有效的信息交互，从而导致意识丧失。当受试者从这种无意识状态中醒来时，随着咪达唑仑剂量的逐渐减少，TMS-EEG 反应变得越来越复杂和广泛，在健康清醒受试者中本可观察到的特征也得以恢复。

10.6 严重脑损伤

另外一类无意识个体的代表是严重脑损伤患者。他们由不同意识水平的人群组成，仅凭临床评估，很难将无反应觉醒综合征（以前称为植物状态）的患者与微意识状态患者鉴别开（Schnakers et al., 2008）。虽然两者都有机会觉醒并表现出某种睡眠－觉醒周期，但前者仅表现出对刺激的生理性反射（Laureys et al., 2010），而后者则表现出微弱的意识征象，如视觉追踪或遵嘱反应（Giacino et al., 2002）。根据定义就可以知道，这两类患者都不具备与外界交流和表达他们是否存在意识的能力。对无意识征象的 VS/UWS 的患者，TMS 诱发出在 NREM 睡眠和全身麻醉中观察到的局部、慢速和短暂的反应波（图 10.2）。有时，有些患者完全没有反应，尤其是缺氧性脑病的患者。另一方面，MCS 患者表现出有限但可重复的意识征象，对 TMS 刺激有更复杂、更广泛的高频波反应，这非常类似于正常受试者清醒时的表现（Rosanova et al., 2012）。闭锁综合征患者意识完全清醒，但除了眼球运动以外肢体彻底瘫痪，TMS 诱发出跟健康清醒受试者一样的复杂反应（Roranova et al., 2012）。研究表明，UWS 和 MCS 患者之间的 TMS 反应明显不同（Ragazzoni et al., 2013）。

研究者对严重获得性脑损伤患者的一个亚组在急性期进行了数次 TMS 评估。第一次在镇静结束后 48 h，即昏迷结束时；第二次是针对从 VS/UWS 恢复至 MCS（3 例患者），或 30 天以上无意识改善者（2 例患者）；最后一次是在 3 例患者恢复功能性交流（即脱离微意识状态）后立即进行。在第一次 TMS 评估中，所有患者均处于觉醒而未清醒的状态，其中 4 例表现出典型的缓慢且局部的正负波，类似于在慢性无反应患者中观察到的反应。第 5 例没有任何反应。当患者恢复意识和交流时，TMS-EEG 反应恢复了类似健康清醒受试者的特征，比之前在同一受试者中观察到的反应更复杂和广泛。有趣的是，其中一名恢复至 MCS 的患者在检查当天仍处于无反应状态，即使床旁没有观察到意识征象，TMS-EEG 仍然观察到广泛而复杂的大脑反应（图 10.3）。2 例没有恢复意识征象并保持无反应状态的患者，未显示任何 TMS-EEG 反应。尽管样本量很小，但 TMS-EEG 能够敏感地记录到意识水平的变化，这个结论非常重要。据此有理由相信，TMS-EEG 能够作为严重获得性脑损伤患者的可靠而简便的床旁检测方法。

10.7 意识水平的检查

分析技术的进步，使得 TMS-EEG 技术的临床应用变得更容易。目前，鉴别有意识和无意识受试者主要根据其对 TMS 的响应水平。为了能轻松比较受试者意识情况的不同，研究人员制定了一些指标，以客观的量化方法反映皮层兴奋性和有效连接性（Casali et al.，2010），但这些指标不能用于直接比较患者的意识水平。为此，人们研究出扰动复杂性指数（perturbational complexity index，PCI）（图 10.2）。PCI 的计算源于 TMS 的诱发电位，通过①从预处理的头皮脑电信号中提取皮层激活的源模型，然后②进行排序统计检验以检测激活源的显著性，并随时间在二进制矩阵中将它们绘制出来，③使用 Lempel-Ziv 算法对该矩阵进行压缩，并对数据进行归一化。这种方法已在各种有意识和无意识状态下的健康受试者以及 DOC 患者中进行过 100 次以上的测试。结果显示，PCI 可以在个体水平上区分有意识的（健康清醒受试者、闭锁综合征患者和 MCS 患者）和无意识状况（VS/UWS 患者，咪达唑仑、氙气和丙泊酚全身麻醉下的健康受试者，以及处于 NREM 期的睡眠者）（Casali et al.，2013）。TMS-EEG 提供了一种简便易行的方法用于客观评估大脑的意识水平，并帮助医生做出正确的治疗决策，也便于对亲属清楚描述患者的病情。

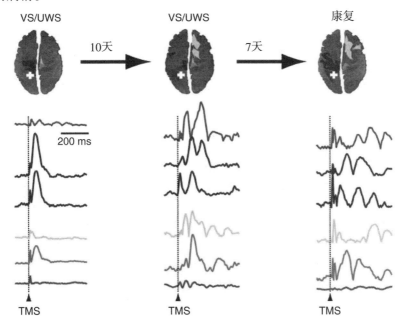

图 10.3 昏迷恢复中的 TMS-EEG 反应。严重脑损伤患者的意识恢复与 TMS 诱发 EEG 的复杂度、广泛性和分化增强相一致，图为在皮层源水平进行彩色绘制（Sarasso et al.，2014）

VS：植物状态；UWS：无反应觉醒综合征

10.8 结论

131

正确甄别患者有无意识仍是临床医学、伦理学和法医学的一个重大难题。虽然目前仍以行为学评估结果为准，但最近的研究证实，行为学检查认为床旁检测为昏迷的患者依然可能存在意识，因此，必须引入其他检测方法以减少误诊（Cruse et al.，2011；Stender et al.，2014）。TMS-EEG 可以在生理、药理学和病理学条件下，在个体水平提供意识水平的神经生理特征度量。其基本特征是，在有意识的状态下（如正常觉醒、REM睡眠、MCS和闭锁综合征）大脑可维持长程和复杂的活动模式，TMS诱发的EEG表现为成分的分化、广泛弥散和长时间存在的特征，这时PCI指数值较高；在无意识状态下（如NREM睡眠、麻醉和VS/UWS），TMS诱发的EEG表现为刻板、局限和持续时间短暂的特征，这时PCI指数值低（图10.2）。更重要的是，这种技术可在床旁使用，无须受试者主动参与，也无须语言处理及功能性传入/传出通路的存在，这对于评估严重脑损伤患者极其重要。这些初步结果一旦得到大样本研究证实，TMS-EEG就应该被纳入临床常规检查之一，在对DOC患者意识评定、结局预测及干预措施的疗效监测中发挥作用。

【致谢】本研究得到以下基金的资助：比利时国家科学研究基金（FRSFNRS），列日大学与大学医院Léon Fredericq基金，比利时美国教育基金，Wallonie-Bruxelles国际欧洲委员会（COST, DISCOS, MINDBRIDGE, DECODER），James S. McDonnell基金，心理科学基金，法国Speaking Community Concerted研究行动（ARC 06/11 – 340），Médicale Reine Elisabeth基金，Public Utility基金"Université Européenne du Travail"，Olivia Gosseries获得NIH支持（MH095984）以及Fondazione Europea di Ricerca Biomedica支持。Olivier Bodart是FNRS研究员，Olivia Gosseries是FNRS博士后研究员。

参考文献

Bodart O, Laureys S, Gosseries O, 2013. Coma and disorders of consciousness：scientific advances and practical considerations for clinicians [J]. Semin Neurol, 33：83 – 90.

Bulach R, Myles P S, Russnak M, 2005. Double-blind randomized controlled trial to determine extent of amnesia with midazolam given immediately before general anaesthesia [J]. Br J Anaesth, 94：300 – 305.

Casali A G, Casarotto S, Rosanova M, et al., 2010. General indices to characterize the electrical response of the cerebral cortex to TMS [J]. NeuroImage, 49：1459 – 1468.

Casali A G, Gosseries O, Rosanova M, et al., 2013. A theoretically based index of consciousness independent of sensory processing and behavior [J]. Sci Transl Med, 5：198ra05.

Casarotto S, Romero L L J, Bellina V, et al., 2010. EEG responses to TMS are sensitive to changes in the perturbation parameters and repeatable over time [J]. PLoS One, 5：e10281.

Cruse D, Chennu S, Chatelle C, et al., 2011. Bedside detection of awareness in the vegetative state：a cohort study [J]. Lancet, 378：2088 – 2094.

Ferrarelli F, Massimini M, Sarasso S, et al., 2010. Breakdown in cortical effective connectivity during midazolam-induced loss of consciousness [J]. Proc Natl Acad Sci USA, 107：2681 – 2686.

Giacino J T, Ashwal S, Childs N, et al., 2002. The minimally conscious state：definition and diagnostic criteria [J]. Neurology, 58：349 – 353.

Gosseries O, Sarasso S, Casarotto S, et al., 2014. On the cerebral origin of EEG responses to TMS：insights from severe cortical lesions (In Press).

Gosseries O, Thibaut A, Boly M, et al., 2014. Assessing consciousness in coma and related states using transcranial magnetic stimulation combined with electroencephalography [J]. Ann Fr Anesth Reanim, 33：65 – 71.

Hallett M, 2000. Transcranial magnetic stimulation and the human brain [J]. Nature, 406: 147 – 150.

Huber R, Maki H, Rosanova M, et al., 2013. Human cortical excitability increases with time awake [J]. Cereb Cortex, 23: 332 – 338.

Johnson J, Kundu B, Casali A, et al., 2012. Task-dependent changes in cortical excitability and effective connectivity: a combined TMS-EEG study [J]. J Neurophysiol, 107: 2383 – 2392.

Kastner S, Demmer I, Ziemann U, 1998. Transient visual field defects induced by transcranial magnetic stimulation over human occipital pole [J]. Exp Brain Res, 118: 19 – 26.

Kundu B, Sutterer D W, Emrich S M, et al., 2013. Strengthened effective connectivity underlies transfer of working memory training to tests of short-term memory and attention [J]. J Neurosci, 33: 8705 – 8715.

Lapitskaya N, Coleman M R, Nielsen J F, et al., 2009a. Disorders of consciousness: further pathophysio-logical insights using motor cortex transcranial magnetic stimulation [J]. Prog Brain Res, 177: 191 – 200. *132*

Lapitskaya N, Gosseries O, Delvaux V, et al., 2009b. Transcranial magnetic stimulation in disorders of consciousness [J]. Rev Neurosci, 20: 235 – 250.

Laureys S, Celesia G, Cohadon F, et al., 2010. Unresponsive wakefulness syndrome: a new name for the vegetative state or apallic syndrome [J]. BMC Med, 8: 68.

Massimini M, Ferrarelli F, Huber R, et al., 2005. Breakdown of cortical effective connectivity during sleep [J]. Science, 309: 2228 – 2232.

Massimini M, Ferrarelli F, Esser S K, et al., 2007. Triggering sleep slow waves by transcranial magnetic stimulation [J]. Proc Natl Acad Sci USA, 104: 8496 – 8501.

Massimini M, Boly M, Casali A, et al., 2009. A perturbational approach for evaluating the brain's capacity for consciousness [J]. Prog Brain Res, 177: 201 – 214.

Massimini M, Ferrarelli F, Murphy M, et al., 2010. Cortical reactivity and effective connectivity during REM sleep in humans [J]. Cogn Neurosci, 1: 176 – 183.

Miniussi C, Rossini P M, 2011. Transcranial magnetic stimulation in cognitive rehabilitation [J]. Neuropsy-chol Rehabil, 21: 579 – 601.

Monti MM, Vanhaudenhuyse A, Coleman M R, et al., 2010. Willful modulation of brain activity in disorders of consciousness [J]. N Engl J Med, 362: 579 – 589.

Napolitani M, Bodart O, Canal P, et al., 2014. Transcranial magnetic stimulation combined with high-density EEG in altered states of consciousness [J]. Brain Inj, 28 (9): 1180 – 1189.

Ragazzoni A, Pirulli C, Veniero D, et al., 2013. Vegetative versus minimally conscious states: a study using TMS-EEG, sensory and eventrelated potentials [J]. PLoS One, 8: e57069.

Rogasch NC, Fitzgerald PB, 2013. Assessing cortical network properties using TMS-EEG [J]. Hum Brain Mapp, 34: 1652 – 69.

Rosanova M, Casali A, Bellina V, et al., 2009. Natural frequencies of human corticothalamic circuits [J]. J Neurosci, 29: 7679 – 7685.

Rosanova M, Gosseries O, Casarotto S, et al., 2012. Recovery of cortical effective connectivity and recovery of consciousness in vegetative patients [J]. Brain, 135: 1308 – 1320.

Sarasso S, Rosanova M, Casali A G, et al., 2014. Quantifying cortical EEG responses to TMS in (un) consciousness [J]. Clin EEG Neurosci, 45: 40 – 49.

Schnakers C, Ledoux D, Majerus S, et al., 2008. Diagnostic and prognostic use of bispectral index in coma, vegetative state and related disorders ［J］. Brain Inj, 22：926 – 931.

Schnakers C, Vanhaudenhuyse A, Giacino J T, et al. , 2009. Diagnostic accuracy of the vegetative and mini-mally conscious state：clinical consensus versus standardized neurobehavioral assessment ［J］. BMC Neu-rol, 9：35.

Stender J, Gosseries O, Bruno M, et al. , 2014. Diagnostic precision of multimodal neuroimaging methods in disorders of consciousness—a clinical validation study ［J］. Lancet, 384 （9942）：514 – 522.

第 11 章　脑 – 机接口评测严重脑损伤患者的意识

Camille Chatelle[①]，Damien Lesenfants[②]，Yelena Guller[③]，Steven Laureys[②]，Quentin Noirhomme[②]著　李远清，肖　君译

摘　要　　　　　　　　　　　　　　　　　　　　　　　　　　　*133*

　　脑 – 机接口技术（brain-computer interfaces，BCI）是帮助脑损伤患者克服运动障碍的工具，它能够让脑损伤患者与外部环境进行交流。本章内容回顾了 BCI 在意识障碍患者研究中的应用，包括通过脑电与 fMRI 的方法对临床诊断中出现的假阳性和假阴性结果进行了严格评估。稳态视觉诱发电位和认知诱发电位 P3（或称 P300）的作用将会凸显。未来的研究需要突破现有 BCI 在常规应用中的局限并为诊断提供更加可靠的技术手段。另外的发展方向将致力于为照料者提供易于使用的脑 – 机接口系统。

11.1　引言

　　运动障碍使得从事重度脑损伤患者尤其是意识障碍患者的诊断、护理和康复治疗的临床工作者面临巨大挑战（Schnakers et al.，2009；Cruse et al.，2011；Owen et al.，2006；Monti et al.，2010）。事实上，作为意识水平的传统评估方法（遵嘱和/或交流），行为学评估是高度依赖于运动能力的。在这种情况下，需要通过不依赖运动通道的临床　　*134*辅助工具检测意识征象。脑 – 机接口提供了一种有趣的方法，它直接记录大脑活动而不需要任何行为响应（Wolpaw et al.，2002）。最近的研究表明，在严重运动障碍患者的脑电信号或者功能磁共振信号中都存在与遵嘱相关的变化，并且有 18% 已被临床诊断为无意识的患者实际能够遵从指令中相关任务的指示调制他们的大脑活动（Schnakers et al.，

---

　　①C. Chatelle：Coma Science Group，Cyclotron Research Centre and Neurology Department，University and University Hospital of Liège，Sart-Tilman B30，Liège 4000，Belgium Department of Physical Medicine and Rehabilitation，Spaulding Rehabilitation Hospital，Harvard Medical School，Boston，MA，USA. e-mail：Camille. chatelle@ ulg. ac. be

　　②D. Lesenfants；S. Laureys，MD，PhD；Q. Noirhomme，PhD：Coma Science Group，Cyclotron Research Centre，University and University Hospital of Liège，Sart-Tilman B30，Liège 4000，Belgium.

　　③Y. Guller：Department of Physical Medicine and Rehabilitation，Spaulding Rehabilitation Hospital，Harvard Medical School，Boston，MA，USA.

2008a, 2009；Cruse et al.，2011；Monti et al.，2010；Chatelle et al.，2012；Goldfine et al.，2011；Lulé et al.，2013）。这些技术可以帮助改善意识障碍患者的诊断。然而，低性能（Lulé et al.，2013；Kubler et al.，2009）、运动依赖（Kubler & Birbaumer，2008；Combaz et al.，2013；Piccione et al.，2006）和耗时的训练过程（Kubler & Birbaumer，2008；Birbaumer，2006；Neuper et al.，2003）是BCI用于检测脑损伤患者的遵嘱和交流存在的局限。此外，较高的假阴性率（患者在临床检测中已经显示遵嘱，但没有被BCI检测到）（Monti et al.，2010；Schnakers et al.，2008b；Chatelle et al.，2014）和假阳性率（患者在BCI中存在遵嘱，但实际仍未有意识）（Cruse et al.，2013；Goldfine et al.，2013）进一步强调当前需要开发更为可靠的工具来诊断DOC患者。事实上，拥有可靠的系统将对治疗与康复护理产生深远影响（尤其是疼痛和焦虑），对于提高生活质量也将产生同样的影响（Kubler et al.，2006）。

本章我们回顾了BCI的应用研究——检测意识障碍患者的遵嘱反应（命令跟随）。随后强调在未来的研究中需要克服的主要挑战，同时认为对健康被试和运动障碍患者进行的研究也可能适用于严重脑损伤患者的研究。

11.2　脑－机接口技术与意识障碍的诊断

BCI系统允许大脑与外部设备进行交流，而不依赖于外围神经和肌肉运动（Wolpaw et al.，2002）。此系统包含多种手段，如脑电图、功能磁共振、植入电极的皮层脑电（ECoG）（Hochberg et al.，2006）、功能近红外谱（fNIRS）（Sorger et al.，2009）。BCI的主要功能是为受试者提供虚拟键盘，通过隐式"按键"构建从一系列选项中选中目标的方法。而这种选择方式是通过控制神经电生理活动实现的（Sellers & Donchin，2006；Sellers et al.，2006）。特定的算法将提取的特征转换为代表受试者意图的命令（图11.1）。这些命令可以控制效应器来选择诸如词语、图像或者设备类中的对应选项。最近的研究表明，BCI对于控制神经假体和光标的用处，是提供了一种交流和接入互联网的方法（Hochberg et al.，2006；Citi et al.，2008；Yoo et al.，2004；Mugler et al.，2010；Sellers et al.，2010；Lee et al.，2009）。

在DOC的背景下，BCI的第一个目标就是检测出大脑信号中与遵嘱反应相关的特定改变作为意识存在的证据。然后，如果患者能够使用系统重复地遵循命令，扩展系统的软/硬件就能够用于交流。获取遵嘱反应和功能性交流等自发反应是行为量表诊断中的关键（Giacino et al.，2002；Plum & Posner，1966；Laureys et al.，2010）。遵嘱反应的出现预示着从植物/无反应觉醒状态（VS/UWS）苏醒（Laureys et al.，2010）或者是恢复为微意识状态（MCS）（Giacino et al.，2002；Bruno et al.，2012）。功能性交流的出现则意味着脱离微意识状态（EMCS）（Giacino et al.，2002）。同样地，遵嘱反应和功能性交流都可以用来区分植物/无反应觉醒状态患者和闭锁综合征患者（LIS）（Plum & Posner，1966）。研究表明，MCS患者比VS/UWS患者具有更好的康复结局，因而对患者的临床诊断将直接影响其获得的康复治疗方案。此外，最近一项针对108名创伤性

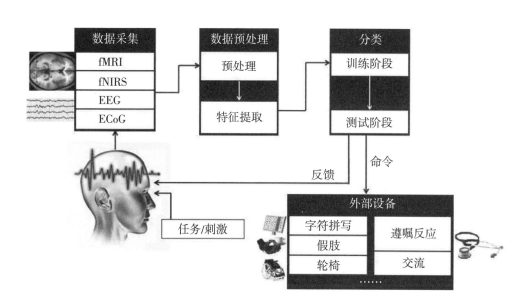

图 11.1　典型的脑－机接口示意图

由任务/刺激产生的大脑活动的改变被功能磁共振、功能近红外成像、脑电图及皮层脑电图技术记录。这类神经信号在特征提取前首先进行预处理，随后，机器学习技术被用来训练分类器，以检测与患者预先自发状态特定相关的特征的统计模型。训练的分类器用来对患者选择的状态进行分类，即对新的特征进行分类。最后，分类的结果反馈给患者，并帮助患者训练自己更好地使用 BCI 和控制外部设备（比如单词拼写、控制轮椅或者机器假肢）。同时也帮助临床工作者检测患者的遵嘱反应或交流能力。

脑损伤患者的研究报告称，56%～85% 的患者在急性住院治疗出院前出现了遵嘱反应，他们在创伤后 5 年内能够独立工作。相比之下，有 19%～36% 的患者在出院后没有表现出遵嘱反应（Whyte et al.，2013）。目前尚不明确究竟是因为遵嘱反应的出现，还是康复治疗的质量（比如持续时长、每次治疗的时间），或者两者兼有之，使具有遵嘱反应的患者得到了良好的康复结果。在急性期准确无误地识别出 LIS 患者表达意识的信号非常困难，从而导致诊断被延迟甚至错过（Laureys et al.，2005），这将带来潜在的危害。相反，早期的正确诊断可以让临床医生开发一种针对患者残存能力的交流工具。

为了顺利使用 BCI，患者需要先了解实验任务并重复任务，然后根据工作记忆中的任务提示注意实验中的刺激/问题。然而，目前的 BCI 系统对患者能力的要求远高于行为量表测试的要求，从而导致大部分患者的遵嘱反应无法被系统检测到。当仔细分析 DOC 患者的研究结果时，我们需要考虑到在 BCI 系统中显示了遵嘱反应的患者数量，以及在临床检测中显示了遵嘱反应但却没有被系统检测出来的患者数量（即假阴性率，见表 11.1）。假阳性率同样也要考虑到，尽管此类患者在脑－机接口系统中对指令有响应，但因为很难确定被诊断为无意识状态的患者真实的意识水平，这里将不做讨论。

136

137 表 11.1 采用脑 – 机接口或其他系统研究辅助评估意识障碍患者的遵嘱反应和交流以及评估的假阳性率（患者在床旁检测中显示了遵嘱，而没有被脑 – 机接口系统检测出来）

文　　献	技术方法 大脑响应	任　　务	实验包含的 受试者数量	假阴性率/%
脑 – 机接口应用				
Owen 等（2006）和 Monti 等（2010）	fMRI – 运动想象	打网球对在房间内走动（遵嘱与交流）	55（24 VS/UWS； 31 MCS）	17/18（94%）
Bardin 等（2011）	fMRI – 运动想象	游泳（遵嘱与交流）	6（3 MCS；2 EMCS； 1 LIS）	2/5（40%）
Monti 等（2009）	fMRI-P3	计数目标单词——中性词（遵嘱）	1（MCS）	0/1（0%）[①]
Naci & Owen （2013）	fMRI-P3	目标单词——默数中性词（遵嘱与交流）	3（1 VS/UWS； 2 MCS）	0/1（0%）[①]
Schnakers 等 （2008a，2009）	EEG-P3	默数目标单词——受试者试自己的名字（遵嘱）	23（8 VS/UWS； 14 MCS；1 LIS）	2/8（25%）
Lulé 等（2013）	EEG-P3	默数目标单词（交流）	18（3 VS/UWS； 13 MCS；2 LIS）	5/6（83%）
Goldfine 等 （2011b）	EEG – 运动想象	游泳对在房间内走动（遵嘱）	3（1 MCS，1 EMCS， 1 LIS）	1/3（33%）
Cruse 等 （2011，2012a）	EEG – 运动想象	握紧右手对脚趾移动（遵嘱）	39（16 VS/UWS；23 MCS）	13/15（87%）
Cruse 等（2012b）	EEG – 运动想象	握紧右手对握紧左手（遵嘱）	1（VS/UWS）	无法获取
Pokorny 等 （2013）	EEG-P3	默数偏移音调的次数（遵嘱与交流）	12（1 VS/UWS，10 MCS，1 EMCS[②]）	1/3（33%）[②]
Chennu 等（2013）	EEG-P3（其中20 例患者通过 fMRI 被观察到了任务相关区域激活）(Owen 等，2006；Monti 等，2010)	默数目标单词出现的次数（遵嘱）	21（9 VS/MCS；12 MCS）	EEG：7/7 P3b （100%），5/7 P3a（71%）；fM- RI：3/7（43%）
其他系统				
Bekinschtein 等 （2008）	EMG – 肌肉活动	移动右手（遵嘱）	10（8 VS/UWS，2 MCS）	0/1（0%）[①]

续表 11.1

文　献	技术方法大脑响应	任　务	实验包含的受试者数量	假阴性率/%
Stoll 等（2013）	NIRS－瞳孔测量	计算数学问题（交流与遵嘱）	13（12 LIS；1 MCS）	0/1（0%）[①]遵嘱，9/12（69%）交流

注：表中百分比值的计算是由在床旁检测中具有遵嘱反应但没有被系统检测出来的患者数量除以总的在床旁检测中具有遵嘱反应的患者数量得到的。

①因该系统只有 1 例可遵嘱（命令跟随）患者参加了测试，结果无法解释。

②CRS-R 数据来自 Pokorny 等，4 例患者分量表评分无法获取，阻碍了针对假阴性结果的分析。

11.3　运动响应的缺失与脑－机接口技术

2006 年，Owen 等人率先研究了 BCI 系统检测遵嘱反应的可能性，其研究结果表明 1 例 VS/UWS 的患者在 fMRI 试验中能够跟随指示进行"打网球"和"在房间里行走"的运动想象（Owen et al.，2006）。实验范式包含多个想象实验段和休息段，每个实验段都持续 30 秒。与正常受试者相比，该患者在两种任务中都表现出类似的大脑激活。此外，该患者在实验完成后数月内在行为量表评估中康复为微意识状态。Monti 等人的后续研究（Monti et al.，2010）包含了 54 例患者（23 例 VS/UWS 和 31 例 MCS 的患者），其中 5 例患者（4 例 VS/UWS）能够按照任务主动调节他们的大脑活动。他们中的一例患者能通过选择"是"或"否"回答简单问题，比如"你父亲的名字是亚历山大吗？"。然而，18 例已在临床中显示出遵嘱反应的患者中只有 1 例被脑－机接口系统检测出来（假阴性率为 94%）。Bardin 等（2011）采用不同的想象任务指导患者想象他们自己在游泳或者用右手打网球，这与 Owen 等（2006）和 Monti 等（2010）的实验类似。在 6 例患者（3 例 MCS，2 例 MCS/EMCS，1 例 LIS）中，3 例患者（1 例 MCS，1 例 MCS/EMCS，1 例 LIS）能够使用脑－机接口系统完成遵嘱。可是，他们中的 5 例在临床行为评估中已经显示了遵嘱反应，而 5 例中的 2 例仍然不能被系统确认（假阴性率为 40%）。类似地，Monti 等人采用 fMRI 的任务状态（在非目标单词的声音序列中计数目标单音节单词）发现 1 例 MCS 的患者剩余的工作记忆的能力超过了标准行为评估中可观察到的能力（Monti，2009）。此例患者在病床旁能跟随指令进行非功能性交流。最后，3 例患者（1 例 VS/UWS，2 例 MCS）按要求计数目标单词出现的次数（"是"与"否"），或者只是简单放松和被动地听在一系列随机数字中出现的"是"与"否"（Naci & Owen，2013）。遵嘱反应能够在所有患者中被检测到，还有 2 例患者（1 例 VS/UWS，1 例 MCS）可以将注意力集中在两个选项（"是"与"否"）中选择正确的答案进行交流，比如回答问题"你是否在超市？""你的名字是史提芬吗？"。由于后面两项的研究仅包含少量受试者，结果也没有重复，因此还没有对假阴性率进行解释。

这些初期的 BCI 研究表明，采用 fMRI 技术可以检测 DOC 患者对命令的响应，然而这种技术也存在很多局限使得它不能广泛应用于 DOC 患者群体。首先，含铁的金属植入体是磁共振的禁忌，使很多患者不能进行此种检测。即使植入体是不含铁的金属，头部的金属物仍然会造成明显的图像伪迹，从而使得结果分析变得很难甚至不可行。其次，功能磁共振对运动异常敏感，比如扫描中的反射活动、一般的躁动或患者的不配合都会影响结果。受到显著运动影响后的图像基本不能被采纳。在欧洲欧盟第七框架计划项目解码（DECODER）的 3 年时间内，该项目所描述的 fMRI 主动运动/导航模式被用于列日大学中心医院的临床中，169 例患者参加功能磁共振实验。在此队列中，仅 60 例患者产生了可用的主动范式数据，可见推广此方法的困难。而数据被拒绝的主要原因是扫描过程中头部运动产生伪迹。最后，很多临床环境也不具备磁共振设备，因为这项技术实施起来非常昂贵。此外，fMRI 需要采用复杂的数据处理方法，这就需要此领域中的专业人士参与。考虑到上述的局限性，脑电图可能更适合辅助评估 DOC 患者，因为它并不会因为金属植入体而无法开展，且对运动的敏感度较低。脑电图相对比较便宜，而且它的便携式系统可以很容易地放置在病床旁。近年来，研究者们一直在研发基于脑电的 BCI 系统，以辅助评估 DOC 患者的遵嘱反应情况。

根据功能磁共振成像的研究，基于运动想象的 BCI 可作为标准行为评估中观察行为响应的合理补充。脑电图研究显示，运动想象对应感觉运动节律或 μ 节律（8～15 Hz）（Pfurtscheller et al.，1997；Neuper et al.，2005）的能量下降（事件相关去同步），这种情况主要集中在进行运动想象时的运动区域（Pfurtscheller & Lopes da Silva，1999）。Goldfine 等（2011）记录了 3 例临床已出现遵嘱反应的患者（MCS、EMCS 和 LIS 三种状态的患者）在进行运动想象和空间导航任务时的脑电图，8 个 15 秒的运动想象任务段与 8 个 15 秒的休息段交替进行。在单独的 fMRI 研究中，所有患者都证明了有能力在相同的任务中产生运动想象。通过单变量（单个频率）的比较，研究者发现 1 例 MCS 患者和 1 例 LIS 患者在两种不同想象任务间频谱的显著差异（然而，两轮结果并不稳定，假阴性率为 33%）。

在 Cruse 等的另一项研究中，16 例 VS/UWS 患者（Cruse et al.，2011）与 23 例 MCS 患者（Cruse et al.，2012a）分别进行了运动想象任务。8 例患者（3 例 VS/UWS，5 例 MCS）能够主动地调控他们的大脑活动响应指令任务（"想象握紧右手"和"想象移动脚趾"）。在 15 例已显示遵嘱反应的患者中，13 例不能被系统检测出来（假阴性率为 87%）。为了减少完成任务所需要的认知水平（比如最小化任务间的切换和实验持续时间），随后的研究将采用模块化设计的指令，跟随所呈现的音调执行运动想象任务。然而，针对这一类人群，模块化设计仍然存在问题，因为模块间和模块内的 EEG 信号的变化可能受到患者觉醒水平和运动伪迹的影响从而导致实验间缺乏独立性。由于此原因，这类结果应该谨慎地解释，因为在统计分析中没有考虑实验间的依赖性。这一问题与严重脑损伤人群紧密相关，这是将来的 BCI 研究必须考虑的（Cruse et al.，2013；Goldfine et al.，2013）。

为了规避模块化设计的统计分析缺陷，另一种实验范式也有深入的研究。在此范式中，每个实验从三个通过声音随机播放出来的指令中的一个开始（例如，"试着移动右手""试着移动左手"和"现在，放松"）。因为指令是在每个实验前开始播放而不是在整个实验模块开始时，因此完成任务所需的记忆存储量显著减少。此外，因为只需要4个电极，这种方法在技术层面的难度不大，反而更为有效。这种范式作为临床诊断工具已有相应的报道，1 例被诊断为 VS/UWS 的患者已经在临床上试用过（Cruse et al.，2012b）。然而，这种方式比起行为量表的评估，仍然要求较高水平的认知能力，比如保持集中的注意力和任务间的转换。

有些研究认为运动想象不能稳定地用于运动障碍的患者（Kasahara et al.，2012；Fiori et al.，2013）。如果不采用运动想象，Nijboer 等人建议严重运动障碍的患者优先使用基于 P3 的 BCI（Nijboer et al.，2010）（参见第 8 章）。EEG 信号中的 P3 响应（也称 P300）一般出现在目标刺激后 200～500 ms 之内正波峰（参见第 7 章和第 9 章）。P3 的优势是它可被有意义的刺激诱发出来并仅需要有限的工作记忆。早期基于 EEG 的 BCI 系统都是基于 P3 成分的（Farwell & Donchin，1988；Donchin et al.，2000）。Guger 等人报道过更多的健康受试者使用基于 P3 的脑－机接口系统的成功案例，而非基于运动节律的脑－机接口系统（Guger et al.，2009，2003）。此外，许多研究表明此系统对于脑损伤者群体也是可行和实用的（例如 Sellers et al.，2006；回顾 Hoffmann et al.，2008；Manyakov et al.，2011）并随时间推移可以为这类人群提供稳定的性能（Sellers et al.，2010；Nijboer et al.，2008；Silvoni et al.，2009）。因此，听觉 P3 更加适用于大多数患者（Chatelle et al.，2012）。即便如此，有些成功的基于 P3 的 BCI 系统也是基于视觉诱发的 P3 响应的，由于脑损伤患者常常存在注视定位障碍（Lew et al.，2009；Alvarez et al.，2012）导致他们无法注意视觉刺激，视觉 P3 在脑损伤患者中较难诱发。Schnaker 等人提出采用听觉 P3 的方法检测使用 EEG 的遵嘱反应（Schnakers et al.，2008a）。他们采用的范式是让患者在一系列随机出现的名字序列中计数某个名字（自己的名字或不熟悉的名字）出现的次数。22 例受试者参与实验，其中 8 例是 VS/UWS，14 例为 MCS（Schnakers et al.，2008a）。研究结果显示，14 例微意识状态的患者中有 5 例在主动地计数自己名字出现次数时，显示出了比被动地听名字时更为显著的 P3 响应。此外，还有 4 例患者只在主动地数不熟悉名字时也显示了响应，而被动地听的时候没有任何响应。研究结果认为意识障碍患者的觉醒波动对任务的完成起到至关重要的作用。8 例 VS/UWS 患者没有对主动性任务产生任何反应。在行为量表诊断中被定义为昏迷的患者中也采用了同样范式，他们在被动和主动任务之间表现出了明显的差别（Schnakers et al.，2009）。根据这个发现，这例患者被重新评估且被诊断为完全 LIS。这个极端的例子说明了 BCI 在临床应用中可作为行为评估的补充。使用这种范式时，8 例 VS/UWS 患者中的 2 例已经显示了遵嘱反应但却不能被系统检测到（假阴性率为 25%）。同样针对 DOC 患者的研究近期也有类似的结果报道（Risetti et al.，2013）。

Lulé 等人的研究采用 4 个选项的听觉范式来与 3 例 VS/UWS、13 例 MCS 和 2 例 LIS 患者进行交流（Lulé et al.，2013）。在命令跟随训练阶段（四轮计数"是"或

"否"），每位患者被要求回答10个问题（根据答案选择计数"是"或"否"）。当在线使用此系统时，没有患者能够达到可以交流的效果（>70%的准确率）（Kubler & Birbaumer，2008）。而离线分析数据时，1例LIS患者可以达到79%的正确率。6例临床显示了遵嘱反应的患者（4例MCS，2例LIS）中，5例不能被系统检测到（假阴性率为83%）。然而，这些结果应该谨慎地解释，因为是采用遵嘱或者交流实验的数据进行离线分析来确定遵嘱反应是否存在。

140　　Pokorny等人采用不同的基于音调流分离的听觉P300范式，让12例患者（10例MCS，1例VS/UWS，1例EMCS）进行二元选择。两种不同的音调流呈现给受试者，其中一种是偶然随机出现的偏差音调。这种范式比起之前的更为简单，因为只用到两种声音刺激。患者按照要求计数声音流中偏差刺激出现的次数由此调节注意中的P3响应。只有5例患者能够达到高于随机水平的结果，但没有1例能够达到和系统交流的水平。此外，平均有响应的EEG信号后，9例患者对命令的响应可以被系统检测到，尽管其中有2例患者的响应持续时间非常短（30～60 ms）。最后，3例临床上已有命令跟随的患者（2例MCS，1例EMCS①）中，有2例患者的命令跟随可以通过此方式检测到。值得注意的是，剩下的一例EMCS的患者在临床中已经可以检测到遵嘱反应，但却没有被BCI系统检测到。非常重要的是这种范式最先用于健康受试者，而应用于意识DOC患者时必须做相应的改变，这也反映了能有效地应用于非神经性损伤的脑－机接口范式运用于脑损伤患者是有一定难度的。实验范式的改变包括减少电极数量，增加一个简单的范式让患者熟悉任务并用来检测P3的出现，用连续5个相同的目标而不是随机目标的一组实验来减少认知负担，在每组实验前增加额外的听觉任务提示（Pokorny et al.，2013）。

　　最后，对健康受试者的注意力的广泛研究认为，P3响应被分成P3a和P3b两种子成分。出现较早的、分布在前额叶中部的P3a被认为反映了外源性注意，由新颖的"自下而上"的刺激触发，而与任务无关。而出现时间靠后、分布在顶叶的P3b，从某方面来说，被看作是"自上而下"的标志或者是对于整合工作记忆和表达意识的相关任务的主动内源性注意（Polich，2007）。基于这一推断，Chennu等（2013）设计了产生外源性和内源性注意的任务，分别与P3a和P3b成分相关，即在一系列声音干扰中响应所呈现的一组单词刺激。他们招募了21例患者参加实验，其中9例VS/UWS，12例MCS。在这些患者中，有3例MCS的患者仅产生了与目标相关的早期不可区分的响应，这种被认为是非主动的自下而上的定向注意可能在大部分的患者中都有残余。此外，1例VS/UWS患者同时产生了P3a和P3b响应，这被看作是残余的"自上而下"或者主动参与的内源性注意。另外7例在临床上存在遵嘱反应的患者中没有人产生P3b（假阴性率为100%），但有2例显示出P3a（假阴性率为71%）。有意思的是，21例受试者中有20例也接受了由Owen等人进行的fMRI成像实验（Owen et al.，2006；Monti et al.，2010）。

---

　　①CRS-R数据来自Pokorny等人，4例患者的分量表评分无法获取，阻碍了针对假阴性结果的分析。

其中 6 例患者产生了可识别的 P3a/P3b 响应，同时用 fMRI 也可以检测出跟随命令打网球的运动想象响应信号。这种差异可以用觉醒的波动来解释，因为实验是在不同的时间完成的。这些结果同样也说明注意任务所要求的难度水平太高导致在意识障碍患者中达不到较好的检测率。然而，显示 P3a/P3b 反应的 VS/UWS 的患者在 fMRI 检测中也有遵嘱反应。这从另一方面说明，P3a 和 P3b 的存在可以凸显残余的注意力过程。

11.4　用于床旁遵嘱反应检测的系统

BCI 研究的重点是复杂的脑电图或者 fMRI 技术，这些可真正应用于临床诊断的技术在日常使用中仍富有挑战性。因此，其他的工具也已被开发并用于测试 DOC 患者对命令的非运动依赖的响应。

Bekinschtein 等研究了 10 例 DOC 患者（8 例 VS/UWS，2 例 MCS）的肌电信号（EMG，即记录肌肉活动）（Bekinschtein et al.，2008）。他们给患者播放了 4 段时长 30 秒的声音指令，分别为"请尝试移动你的右手"与"请尝试移动你的左手"。每段指令播放结束，指令变为"请不要动，保持静止"。两段对照组的听觉指令分别为"今天是晴天"和"今天外面下雨了"。他们发现 1 例 VS/UWS 的患者和 2 例 MCS 患者都显示了与指令相关的增强的 EMG，因此肌电图可以用来客观地检测 DOC 患者的残余运动反应。其中 1 例 MCS 患者在床旁检测可以跟随命令，且在系统中显示了增强的肌电活动。

Stoll 等（2013）研究了瞳孔扩张替代生理信号的适用性，采用稳定、价廉且易于使用的设备可以快速非侵入性地测量瞳孔，并与运动障碍患者和意识障碍患者进行交流。瞳孔扩张与各种认知功能相关，可规避传统 BCI 方法在实际应用中的挑战。研究包含了 12 例 LIS 患者（7 例典型 LIS 患者与 4 例由幕上病变导致的严重脑损伤病后 LIS 患者，1 例 MCS 患者）。结果显示，7 例 LIS 患者中的 3 例在用瞳孔扩张回答"是"和"否"的问题时结果显著高于随机水平。然而，没有任何一例严重脑损伤 LIS 患者能够达到显著水平。有趣的是，他们采用瞳孔反应检测到 1 例 MCS 患者的床旁遵嘱反应。在这项研究中，12 例患者中有 9 例能够在床旁进行交流，但却不能通过该系统进行交流（假阴性率为 69%）。

尽管初步研究结果表明，这些工具可能提供了更简单的方法在床旁检测遵嘱反应和潜在的交流能力，以帮助临床工作者提高诊断的准确性，但某些局限性仍然阻碍了这类方法在 DOC 患者中的应用。首先，肌电检测需要患者能有一些残余的自主肌肉活动，不适用于严重瘫痪或者慢性痉挛的患者。第二，瞳孔反应会被作用于神经中枢的药物改变。最后，就像在 fMRI 和脑电图中一样，躁动的行为会导致结果无法解释。然而，未来的研究应该用这些可替代的系统结合脑电图和/或 fMRI 来研究这一类患者人群认知功能的完整性。

11.5 未来研究指南

目前的 BCI 中较高的假阴性率强调了有必要为 DOC 人群研发更精确的辅助诊断工具（表11.1）。事实上，对于有意识的患者检测都不敏感的系统更不能可靠地适用于那些被诊断为意识障碍的患者。类似地，一个非常敏感的系统应该可以检测到所有通过行为量表诊断为存在意识的患者的意识征象，但大多数无意识的患者也没有非常明确地被临床医生确诊。当前，BCI 在意识障碍患者中的应用需要克服以下挑战：

（1）脑损伤患者经常会出现觉醒波动、疲劳和有限的注意时间，特别是 MCS 患者（Giacino et al., 2002）。由于这个原因，用 BCI 系统进行评估时，实验范式的复杂性（刺激、指令）和持续时间是需要考虑的重要因素。此外，BCI 实验段的多次重复也需要考虑到以确保诊断的可靠性和觉醒的波动。就交流而言，BCI 评估应该采用简单的问题，因为严重脑损伤的患者要给出一个平常的"是"或"否"问题的正确答案都很困难（Nakase-Richardson et al., 2009）。

（2）脑损伤常常会造成感觉缺陷（比如皮质性耳聋、失明或者眼动障碍）（Lew et al., 2009; Alvarez et al., 2012; Pogoda et al., 2012; Rowe et al., 2013）。与听觉或触觉的 BCI 系统相比，视觉 BCI 系统在健康受试者中的性能更为突出（Kubler et al., 2009; Halder et al., 2010; Pham et al., 2005），关键的挑战是研究开发通过多方面提供刺激、指令或问题展示的可靠系统。最近的研究报告了基于触觉 P3 的 BCI 系统在 LIS 患者中的适用性，这将使我们能够考虑更多的范式去适用各种感官缺陷（Lugo et al., 2014）。

（3）在某些情况下，可能会出现一定程度的大脑重组和神经可塑性，从而在完成特定的认知任务过程中重组大脑其他区域的功能，这也限制了与健康受试者对照组的直接比较（Chennu et al., 2013; Nam et al., 2012）。此外，未来的研究应该考虑到在健康受试者对照组所观察到的脑地形图和潜伏期的变化，以解释患者的数据（Kaufmann et al., 2011; Bianchi et al., 2010）。

（4）在这类挑战性患者群体中，由于运动、眼部和呼吸伪迹而导致数据质量的次优，也需要采用适当的统计分析方法帮助克服混杂因素。需要指出的是，在脑电图中，使用 BCI 系统所达到的准确率自然取决于用于训练分类器的数据质量和数据实验之间的一致性（Goldfine et al., 2011, 2013; Cruse et al., 2013）。这对于大多数 DOC 患者，特别是 MCS 患者是有问题的，频繁且长期存在的疲劳和觉醒波动使得他们无法长时间集中注意力。对于大部分患者来说，这种限制会对分类结果产生负面影响（如依赖性）。因此，设计合理的实验范式是非常重要的（即避免使用相同的刺激和持久的疗程；在不同时段对患者进行评估）（Cruse et al., 2013; Goldfine et al., 2013），也是为了减少假阴性的数量。此外，这也可能帮助我们处理假阳性结果（患者被系统检测为"有响应者"，但实际处于无意识状态）（Goldfine et al., 2013）。

（5）成功的实验范式完全依赖于患者想要完成任务的意愿，在失去动机（Nijboer et al., 2010; Kleih et al., 2010）或者无动性缄默症（Giacino, 1997; Royal College of Physicians，1996）的情况下，意愿也相应降低。这些因素必须谨慎考虑，因为我们无法区分患者是缺乏动机完成任务还是根本没有意识。

（6）最后，即使是阴性结果也应该谨慎地解释，因为在对照组的正常受试者中也同样会观察到显著差异的大脑响应。某些正常受试者也缺乏 ERP 和 fMRI 响应（Lulé et al.，2013；Guger et al.，2003，2009；Logie et al.，2011；Cui et al.，2007）。

针对健康对照组的受试者所开发的不同实验范式经过 DOC 患者的验证，基于运动想象的 BCI 较少受到刺激形式的影响，因为本身也不需要太多刺激，且可以通过声音有效地传递。这种类型的脑－机接口在某些 DOC 患者中的研究取得了可喜的成果（Monti et al.，2010；Goldfine et al.，2011）。随着基于运动想象（如打网球对应空间导航成像）的 fMRI 的发展，患者已经可以完成其在床旁无法完成的交流功能（Monti et al.，2010），这对其他类似的 BCI 范式也是非常好的预示。然而，运动想象常常要求受试者经过训练，才能达到可靠的性能，这对 DOC 人群是巨大的挑战，前期运动想象研究得到的高假阴性率证明了这点（Monti et al.，2010；Goldfine et al.，2011；Cruse et al.，2012a）。近期一项研究表明复杂和熟悉动作的想象将可能引起 EEG 中的响应，而该响应在健康受试者中可以与简单不复杂的动作想象可靠地区分开（Gibson et al.，2014）。根据患者的习惯调整实验范式将有助于提高系统的敏感性。

在这种情况下，基于 P3 的 BCI 范式可能更有意义，因为 P3 是依赖于大脑对偶发刺激的"自动"响应，因此需要相对少的训练。正如前文强调的一样，在 Schnakers 等（2008a）、Chennu 等（2013）、Monti 等（2009）、Naci 和 Owen（2013）的前期研究中都发现当意识障碍患者被要求选择性注意任务相关的刺激时，无论是在脑电图还是 fMRI 中他们都会产生一致的变化。此外，从假阴性率上看，P3 的实验范式比近期其他范式更为敏感（表 11.1）。最后，如果有患者成功使用一种基于 P3 的 BCI，就采用多语言选择的程序进行单词和语句的拼写，可以提供一个真正的、多分类的高效率系统。再者，一项关于正常受试者的基于视觉 P3 的脑－机接口研究表明，89% 的受试者均能够使用此系统，且正确率在 80% 至 100% 之间（Guger et al.，2009），而基于运动想象的 BCI 系统研究显示只有 20% 的受试者能够达到这样的性能（Guger et al.，2003）。因为我们知道大部分成功应用的 BCI 系统都是基于视觉 P3 的，针对眼动控制障碍的患者也可以将屏幕中呈现的多类刺激改为单一刺激的呈现。Hoffman 等（2008）已经在 LIS 患者中成功应用此方法，但在 DOC 患者中尚未应用。

在健康受试者和 LIS 患者中研究的其他类型的 BCI 可能对于 DOC 患者也是有意义的。稳态视觉诱发电位（steady-state visually evoked potential，SSVEP）（Vialatte et al.，2010；Regan，1989）是视觉皮层中神经元对刺激的振荡性生理电反应，这些刺激以高于 6 Hz 以上的频率重复出现（或闪烁）。SSVEP 很容易被检测到，因为它们的频率特点完全由诱发它们的视觉刺激所决定。这种响应的特点是它具有高的信噪比和 EMG 伪迹（Regan，1966；Gray et al.，2003）。然而，成功开发并应用于正常受试者和运动障碍患者的系统（Combaz et al.，2013；Parini et al.，2009）是高度依赖眼动控制的，这将会阻碍它在 DOC 患者中的应用。因此需要找到一种基于隐式注意的替代方法在意识障碍患者中应用（Lesenfants et al.，2011）。

最后，Birbaumer 的团队（Birbaumer et al.，1999，2000；Elbert et al.，1980）一直致力于研究基于皮层慢电位（slow cortical potential，SCP）的 BCI。SCP 是大脑皮层产生的缓慢的电压变化，发生在 0.5～10 s 之间。通常情况下，负的 SCP 与运动及其他皮层的激活增长功能相关，而正的 SCP 与皮层激活减少功能相关（Birbaumer，1997）。该系统已在一例晚期肌萎缩性脊髓侧索硬化患者上使用，并证明能够为其提供基本的沟通能力（Kubler et al.，1999）。然而，主要问题仍然是大部分成功应用的系统都基于视觉反馈（Pharm et al.，2005；Birbaumer et al.，2000）和相对较长时间的训练（Birbaumer et al.，2006）。另一方面，SCP 的优势是它在长时间内最为稳定（Chatelle et al.，2012）。

总而言之，BCI 的应用可以为 DOC 患者提供许多可能性，但 BCI 作为当前评估意识状态"金标准"的行为方法的辅助工具还需要完成更多的工作。我们认为研究者之间深入广泛的合作能有效解决本章所强调的问题，包括数据的共享，以便于比较实验范式和分析方法、患者间的统计意义及临床资料。此外，研究不仅需要减少假阴性率，还需要减少假阳性率以开发可靠的临床应用工具。

144　将来，BCI 将采用二元的交流系统（Schanakers et al.，2008b）帮助我们检测早期的认知损伤（Müller-Putz et al.，2013），并据此制订相应的康复计划。此外，BCI 也可以用于 DOC 患者的运动康复，因为前期的文献表明，运动想象训练可以引起健康受试者和中风患者的大脑皮层活动的改变（Pichiorri et al.，2011；Page et al.，2009；Santos-Couto-Paz et al.，2013；Dickstein et al.，2014；回顾见 Teo & Chew，2014）。研究同时表明它对于中风后（Jackson et al.，2001；Prasad et al.，2010；Page et al.，2007）或创伤后（Sacco et al.，2011；Oostra et al.，2012）偏瘫肢体的运动功能的康复是有帮助的。有证据表明，受伤的大脑区域仍然保留某些动作的运动想象能力，而这些动作实际是无法完成的（Cruse et al.，2011；Owen et al.，2006；Monti et al.，2010；Goldfine et al.，2011；Cruse et al.，2012a）。基于运动想象的 BCI 系统很可能是早期运动康复的理想选择（Bruno et al.，2011）。然而，我们还需要研究这种方法是否适用于慢性重度运动障碍患者（Birbaumer et al.，2012）。

最后，特别需要提醒的是，为了适用上述所列各种范式，患者需要理解任务要求，因此，我们必须谨慎，因为这些系统对于语言障碍（很多患者存在这样的情况）（Majerus et al.，2009）]的患者是不敏感的。在这种情况下，不依赖语言的实验范式（Casali et al.，2013；Phillips et al.，2011；Malinowska et al.，2013；Faugeras et al.，2011；King et al.，2013）[回顾见（Boly & Seth，2012）]是很有必要的。

11.6　结论

在这一章中，我们回顾了 BCI 的发展和其他替代意识障碍诊断的工具。我们强调了这些系统对患者的康复策略、生活质量及预后都有重要影响。目前，从 DOC 患者获取的结果需要谨慎解读。事实上，这些研究结果表明隐性意识的患者未被检测到的可能性

（即假阴性率）在不同范式中存在显著差异。此外，不同的 BCI 设计对于单个患者的适用性是可变的，需要逐一评估。虽然一些 DOC 患者已被证明能够对任务相关的刺激产生可靠的 P3 信号，而其他患者也可根据命令提示完成一致的想象任务。因此，在不结合多种测试方法结果以减轻不确定风险的前提下，没有一个单独应用于检测遵嘱反应的测试可以用来解释阴性结果。同样，我们认为阳性检测结果不应被视为意识存在的明确证据，而应该被当作讨论临床发现的机会。

　　未来的研究需要克服一些限制当前 BCI 在 DOC 中应用的挑战，从而为诊断提供更为可靠的工具。BCI 在健康受试者中的研究可作为开发新范式的基础，但需要进行大量的临床实验才能让患者的日常生活也受益于 BCI 技术（Kubler et al.，2006），因为我们知道通常情况下，健康对照组的结果并不能很好地推广至患者组（Pokorny et al.，2013；Hill et al.，2006）。其他系统，比如肌电或瞳孔扩张等替代方法可能也值得我们关注，尤其是照料者易于使用的系统。

　　【致谢】我们衷心感谢 Martin Monti、Christoph Pokorny 和 Audrey Vanhaudenhuyse 以及他们在患者数据信息上的协作。这项研究得到了国家科学研究基金（FNRS）、Action de Recherche Concertée 基金、Fonds Léon Fredericq 基金、James S. McDonnell Foundation 基金、列日大学心理科学基金、比利时裔美国教育基金（BAEF）以及国际瓦隆尼联盟（WBI）、比利时校际联盟的支持。Camille Chatelle 获得 BAEF 和 WBI 资助；Steven Laureys 主持 FNRS 研究的项目。

145

参考文献

Alvarez T L，Kim E H，Vicii V R，et al.，2012. Concurrent vision dysfunctions in convergence insufficiency with traumatic brain injury［J］. Optom Vis Sci，89（12）：1740 – 1751.

Bardin J C，Fins J J，Katz D L，et al.，2011. Dissociations between behavioural and functional magnetic resonance imaging-based evaluations of cognitive function after brain injury［J］. Brain，134（Pt 3）：769 – 782.

Bekinschtein T A，Coleman M R，Niklison J D，et al.，2008. Can electromyography objectively detect voluntary movement in disorders of consciousness?［J］. J Neurol Neurosurg Psychiatry，79（7）：826 – 828.

Bianchi L，Sami S，Hillebrand A，et al.，2010. Which physiological components are more suitable for visual ERP based brain-computer interface?［J］. A preliminary MEG/EEG study. Brain Topogr，23（2）：180 – 185.

Birbaumer N，1997. Slow cortical potentials：their origin，meaning，and clinical use［M］// van Boxtel GJM，Böcker K. Brain and behavior past，present，and future［J］. Tilburg：Tilburg University Press：25 – 39.

Birbaumer N，2006. Breaking the silence：brain-computer interfaces（BCI）for communication and motor control［J］. Psychophysiology，43（6）：517 – 532.

Birbaumer N，Ghanayim N，Hinterberger T，et al.，1999. A spelling device for the paralysed［J］. Nature，398（6725）：297 – 298.

Birbaumer N，Kubler A，Ghanayim N，et al.，2000. The thought translation device（TTD）for completely paralyzed patients [J]. IEEE Trans Rehabil Eng, 8 (2): 190 – 193.

Birbaumer N, Piccione F, Silvoni S, et al., 2012. Ideomotor silence: the case of complete paralysis and brain-computer interfaces (BCI) [J]. Psychol Res, 76 (2): 183 – 191.

Boly M, Seth A K, 2012. Modes and models in disorders of consciousness science [J]. Arch Ital Biol, 150 (2 – 3): 172 – 184.

Bruno M A, Vanhaudenhuyse A, Thibaut A, et al., 2011. From unresponsive wakefulness to minimally conscious PLUS and functional locked-in syndromes: recent advances in our understanding of disorders of consciousness [J]. J Neurol, 258 (7): 1373 – 1384.

Bruno M A, Majerus S, Mélanie B, et al., 2012. Functional neuroanatomy underlying the clinical sub-categorization of minimally conscious state patients [J]. J Neurol, 259 (6): 1087 – 1098.

Casali A G, Gosseries O, Rosanova M, et al., 2013. A theoretically based index of consciousness independent of sensory processing and behavior [J]. Sci Transl Med, 5 (198): 198ra105.

Chatelle C, Chennu S, Noirhomme Q, et al., 2012. Brain-computer interfacing in disorders of consciousness [J]. Brain Inj, 26 (12): 1510 – 1522.

Chatelle C, Laureys S, Noirhomme Q, 2014. BCI and diagnosis [M] ∥ Grübler G, Hildt E. Brain-computer-interfaces in their ethical, social and cultural contexts. Dordrecht: Springer.

Chennu S, Finoia P, Kamau E, et al., 2013. Dissociable endogenous and exogenous attention in disorders of consciousness [J]. NeuroImage Clin, 3: 450 – 461.

Citi L, Poli R, Cinel C, et al., 2008. P300-based BCI mouse with genetically-optimized analogue control [J]. IEEE Trans Neural Syst Rehabil Eng, 16 (1): 51 – 61.

Combaz A, Chatelle C, Robben A, et al., 2013. A comparison of two spelling brain-computer interfaces based on visual P3 and SSVEP in locked-in syndrome [J]. PLoS One, 8 (9): e73691.

Cruse D, Chennu S, Chatelle C, et al., 2011. Bedside detection of awareness in the vegetative state: a cohort study [J]. Lancet, 78 (9809): 2088 – 2094.

Cruse D, Chennu S, Chatelle C, et al., 2012a. The relationship between etiology and covert cognition in the minimally-conscious state [J]. Neurology, 78 (11): 816 – 822.

Cruse D, Chennu S, Fernández-Espejo D, et al., 2012b. Detecting awareness in the vegetative state: electroencephalographic evidence for attempted movements to command [J]. PLoS One, 7 (11): e49933.

Cruse D, Chennu S, Chatelle C, et al., 2013. Reanalysis of "bedside detection of awareness in the vegetative state: a cohort study" —authors' reply [J]. Lancet, 381 (9863): 291 – 292.

Cui X, Cameron J, Yang D, et al., 2007. Vividness of mental imagery: individual variability can be measured objectively [J]. Vision Res, 47 (4): 474 – 478.

Dickstein R, Levy S, Shefi S, et al., 2014. Motor imagery group practice for gait rehabilitation in individuals with post-stroke hemiparesis: a pilot study [J]. NeuroRehabilitation, 34 (2): 267 – 276.

Donchin E, Spencer K M, Wijesinghe R, 2000. The mental prosthesis: assessing the speed of a P300-based brain-computer interface [J]. IEEE Trans Rehabil Eng, 8 (2): 174 – 179.

Elbert T, Rochstroh B, Lutzenberger W, et al., 1980. Biofeedback of slow cortical potentials I [J]. Electroencephalogr Clin Neurophysiol, 48 (3): 293 – 301.

Farwell L A, Donchin E, 1988. Talking off the top of your head: toward a mental prosthesis utilizing event-related brain potentials [J]. Electroencephalogr Clin Neurophysiol, 70 (6): 510 – 523.

Faugeras F, Robaut B, Weiss N, et al., 2011. Probing consciousness with eventrelated potentials in the vegetative state [J]. Neurology, 77 (3): 264 – 268.

Fiori F, Sedda A, Ferrè E, et al., 2013. Exploring motor and visual imagery in Amyotrophic Lateral Sclerosis [J]. Exp Brain Res, 226 (4): 537 – 547.

Giacino J T, 1997. Disorders of consciousness: differential diagnosis and neuropathologic features [J]. Semin Neurol, 17 (2): 105 – 111.

Giacino J, Ashwal S, Childs N, et al., 2002. The minimally conscious state: definition and diagnostic criteria [J]. Neurology, 58 (3): 349 – 353.

Gibson R M, Chennu S, Owen A M, et al., 2014. Complexity and familiarity enhance single-trial detectability of imagined movements with electroencephalography [J]. Clin Neurophysiol, 125 (8): 1556 – 1567.

Goldfine A M, Victor J D, Conte M M, et al., 2011. Determination of awareness in patients with severe brain injury using EEG power spectral analysis [J]. Clin Neurophysiol, 122 (11): 2157 – 2168.

Goldfine A M, Bardin J C, Noirhomme Q, et al., 2013. Reanalysis of Bedside detection of awareness in the vegetative state: a cohort study [J]. Lancet, 381 (9863): 289 – 291.

Gray M, Kemp A H, Silberstein R B, et al., 2003. Cortical neurophysiology of anticipatory anxiety: an investigation utilizing steady state probe topography (SSPT). NeuroImage, 20 (2): 975 – 986.

Guger C, Edlinger G, Harkam W, et al., 2003. How many people are able to operate an EEG-based brain-computer interface (BCI)? [J]. IEEE Trans Neural Syst Rehabil Eng, 11 (2): 145 – 147.

Guger C, Dahan S, Sellers E, et al., 2009. How many people are able to control a P300-based brain-computer interface (BCI)? [J] Neurosci Lett, 462 (1): 94 – 98.

Halder S, Rea M, Andreoni R, et al., 2010. An auditory oddball brain-computer interface for binary choices [J]. Clin Neurophysiol, 121 (4): 516 – 523.

Hill N J, Lal T N, Schroder M, et al., 2006. Classifying EEG and ECoG signals without subject training for fast BCI implementation: comparison of nonparalyzed and completely paralyzed subjects [J]. IEEE Trans Neural Syst Rehabil Eng, 14 (2): 183 – 186.

Hochberg L R, Serruya M D, Friehs G M, et al., 2006. Neuronal ensemble control of prosthetic devices by a human with tetraplegia [J]. Nature, 442 (7099): 164 – 171.

Hoffmann U, Vesin J M, Ebrahimi T, et al., 2008. An efficient P300-based brain computer interface for disabled subjects [J]. J Neurosci Methods, 167 (1): 115 – 125.

Jackson P L, Lafleur M F, Malouin F, et al., 2001. Potential role of mental practice using motor imagery in neurologic rehabilitation [J]. Arch Phys Med Rehabil, 82 (8): 1133 – 1141.

Kasahara T, Terasaki K, Oqawa Y, et al., 2012. The correlation between motor impairments and event-related desynchronization during motor imagery in ALS patients [J]. BMC Neurosci, 13: 66.

Kaufmann T, et al., 2011. ERPs contributing to classifi-cation in the P300 BCI [C]. Proceedings of the 5th International Brain-Computer Interface Conference. Graz, Austra: University of Technology Publishing House.

King J R, Sitt J D, Faugeras F, et al., 2013. Information sharing in the brain indexes consciousness in non-communicative patients [J]. Curr Biol, 23 (19): 1914 – 1919.

Kleih S C, Nijboer F, Halder S, et al., 2010. Motivation modulates the P300 amplitude during brain-

146

computer interface use [J]. Clin Neurophysiol, 121 (7): 1023 – 1031.

Kubler A, Birbaumer N, 2008. Brain-computer interfaces and communication in paralysis: extinction of goal directed thinking in completely paralysed patients?[J]. Clin Neurophysiol, 119 (11): 2658 – 2666.

Kubler A, Kotchoubey B, Hinterberger T, et al., 1999. The thought translation device: a neurophysiological approach to communication in total motor paralysis [J]. Exp Brain Res, 124 (2): 223 – 232.

Kubler A, Mushahwar V K, Hochberg R, et al., 2006. BCI Meeting 2005—workshop on clinical issues and applications [J]. IEEE Trans Neural Syst Rehabil Eng, 14 (2): 131 – 134.

Kubler A, Furdea A, Halder S, et al., 2009. A brain-computer interface controlled auditory event-related potential (P300) spelling system for locked-in patients [J]. Ann N Y Acad Sci, 1157: 90 – 100.

Laureys S, Pellas F, Van Eeckhout P, et al., 2005. The locked-in syndrome: what is it like to be conscious but paralyzed and voiceless?[J]. Prog Brain Res, 150: 495 – 511.

Laureys S, Celesia G, Cohadon F, et al., 2010. Unresponsive wakefulness syndrome: a new name for the vegetative state or apallic syndrome [J]. BMC Med, 8: 68.

Lee J H, Ryu J F, Cho Z, et al., 2009. Brain-machine interface via realtime fMRI: preliminary study on thought-controlled robotic arm [J]. Neurosci Lett, 450 (1): 1 – 6.

Lesenfants D, et al., 2011. Design of a novel covert SSVEP based BCI [C]. Proceedings of the 5th International Brain-Computer Interface Conference. Graz, Austria: University of Technology Publishing House.

Lew H L, Garvert D W, Pogoda T K, et al., 2009. Auditory and visual impairments in patients with blast-related traumatic brain injury: Effect of dual sensory impairment on Functional Independence Measure [J]. J Rehabil Res Dev, 46 (6): 819 – 826.

Logie R H, Pernet C R, Buonocore A, et al., 2011. Low and high imagers activate networks differentially in mental rotation [J]. Neuropsychologia, 49 (11): 3071 – 3077.

Luauté J, Maucortboulch D, Tell L, et al., 2010. Long-term outcomes of chronic minimally conscious and vegetative states [J]. Neurology, 75 (3): 246 – 252.

Lugo Z R, Rodriguez J, Lechner A, et al., 2014. A vibrotactile P300-based brain computer interface for consciousness detection and communication [J]. Clin EEG Neurosci, 45 (1): 14 – 21.

Lulé D, Noirhomme Q, Kleih S C, et al., 2013. Probing command following in patients with disorders of consciousness using a brain-computer interface [J]. Clin Neurophysiol, 124 (1): 101 – 106.

Majerus S, Bruno M A, Schnakers C, et al., 2009. The problem of aphasia in the assessment of consciousness in brain-damaged patients [J]. Prog Brain Res, 177: 49 – 61.

Malinowska U, Chatelle C, Bruno M A, et al., 2013. Electroencephalographic profiles for differentiation of disorders of consciousness [J]. Biomed Eng Online, 12 (1): 109.

Manyakov N V, Chumerin N, Combaz A, et al., 2011. Comparison of classification methods for P300 brain-computer interface on disabled subjects [J]. Comput Intell Neurosci, 2011: 519868.

Monti M M, Coleman M R, Owen A M, 2009. Executive functions in the absence of behavior: functional imaging of the minimally conscious state [J]. Prog Brain Res, 177: 249 – 260.

Monti M M, Vanhaudenhuyse A, Coleman M R, et al., 2010. Willful modulation of brain activity in disorders of consciousness [J]. N Engl J Med, 362 (7): 579 – 589.

Mugler E M, Ruf C A, Halder S, et al., 2010. Design and implementation of a P300-based brain-computer interface for controlling an internet browser [J]. IEEE Trans Neural Syst Rehabil Eng, 18 (6): 599 – 609.

Müller-Putz G R, Pokorny C, Klobassa D S, et al. , 2013. A single-switch bci based on passive and imagined movements: toward restoring communication in minimally conscious patients [J]. Int J Neural Syst, 23 (2): 1250037.

Naci L, Owen A M, 2013. Making every word count for nonresponsive patients [J]. JAMA Neurol, 70 (10): 1235 – 1241.

Nakase-Richardson R, Rodriguez R, Scherle C, et al. , 2009. Emergence from minimally conscious state: insights from evaluation of posttraumatic confusion [J]. Neurology, 73 (14): 1120 – 1126.

Nam C S, Woo J, Bahn S, 2012. Severe motor disability affects functional cortical integration in the context of brain-computer interface (BCI) use [J]. Ergonomics, 55 (5): 581 – 591.

Neuper C, Müller G R, Kübler A, et al. , 2003. Clinical application of an EEG based brain-computer interface: a case study in a patient with severe motor impairment [J]. Clin Neurophysiol, 114 (3): 399 – 409.

Neuper C, Scherer R, Reiner M, et al. , 2005. Imagery of motor actions: differential effects of kinesthetic and visual-motor mode of imagery in single-trial EEG [J]. Brain Res Cogn Brain Res, 25 (3): 668 – 677.

Nijboer F, Sellers E W, Mellinger J, et al. , 2008. A P300-based brain-computer interface for people with amyotrophic lateral sclerosis [J]. Clin Neurophysiol, 119 (8): 1909 – 1916.

Nijboer F, Birbaumer N, Kubler A, 2010. The influence of psychological state and motivation on brain-computer interface performance in patients with amyotrophic lateral sclerosis—a longitudinal study [J]. Front Neurosci, 4: 55.

Oostra K M, Vereecke A, Jones K, et al. , 2012. Motor imagery ability in patients with traumatic brain injury [J]. Arch Phys Med Rehabil, 93 (5): 828 – 833.

Owen A M, Coleman M R, Boly M, et al. , 2006. Detecting awareness in the vegetative state [J]. Science, 313 (5792): 1402.

Page S J, Levine P, Leonard A, 2007. Mental practice in chronic stroke: results of a randomized, placebo-controlled trial [J]. Stroke, 38 (4): 1293 – 1297.

Page S J, Szaflarski J P, Eliassen J C, et al. , 2009. Cortical plasticity following motor skill learning during mental practice in stroke [J]. Neurorehabil Neural Repair, 23 (4): 382 – 388.

Parini S, Maggi L, Turconi A C, et al. , 2009. A robust and self-paced BCI system based on a four class SSVEP paradigm: algorithms and protocols for a high-transfer-rate direct brain communication [J]. Comput Intell Neurosci, (37): 864564.

Pfurtscheller G, Lopes da Silva F H, 1999. Event related EEG/MEG synchronization and desynchronization: basic principles [J]. Clin Neurophysiol, 110 (11): 1842 – 1857.

Pfurtscheller G, Nawper C, Flotzinger D, et al. , 1997. EEG-based discrimination between imagination of right and left hand movement [J]. Electroencephalogr Clin Neurophysiol, 103 (6): 642 – 651.

Pham M, Hinterberger T, Neumann N, et al. , 2005. An auditory brain-computer interface based on the self-regulation of slow cortical potentials [J]. Neurorehabil Neural Repair, 19 (3): 206 – 218.

Phillips C L, Bruno M A, Maquet P, et al. , 2011. "Relevance vector machine" consciousness classifier applied to cerebral metabolism of vegetative and locked-in patients [J]. NeuroImage, 56 (2): 797 – 808.

Piccione F, Giorgi F, Tonin P, et al. , 2006. P300-based brain computer interface: reliability and performance in healthy and paralysed participants [J]. Clin Neurophysiol, 117 (3): 531 – 537.

Pichiorri F, De Vico F F, Cincotti F, et al. , 2011. Sensorimotor rhythm-based brain-computer interface training: the impact on motor cortical responsiveness [J]. J Neural Eng, 8 (2): 025020.

Plum F, Posner J, 1966. The diagnosis of stupor and coma [M]. Philadelphia: F. A. Davis Co.

Pogoda T K, Hendricks A M, Iverson K M, et al. , 2012. Multisensory impairment reported by veterans with and without mild traumatic brain injury history [J]. J Rehabil Res Dev, 49 (7): 971 – 984.

Pokorny C, Klobassa D S, Pichler G, et al. , 2013. The auditory P300-based single switch brain-computer interface: paradigm transition from healthy subjects to minimally conscious patients [J]. Artif Intell Med 59 (2): 81 – 90.

Polich J, 2007. Updating P300: an integrative theory of P3a and P3b [J]. Clin Neurophysiol, 118 (10): 2128 – 2148.

Prasad G, Herman P, Coyle D, et al. , 2010. Applying a brain-computer interface to support motor imagery practice in people with stroke for upper limb recovery: a feasibility study [J]. J Neuroeng Rehabil, 7: 60.

Regan D, 1966. Some characteristics of average steady state and transient responses evoked by modulated light [J]. Electroencephalogr Clin Neurophysiol, 20 (3): 238-248.

Regan D, 1989. Human brain electrophysiology: evoked potentials and evoked magnetic fields in science and medicine [M]. New York: Elsevier.

Risetti M, Formisano R, Toppi J, et al. , 2013. On ERPs detection in disorders of consciousness rehabilitation [J]. Front Hum Neurosci, 7: 775.

Rowe F J, Wright D, Brand D, et al. , 2013. A prospective profile of visual field loss following stroke: prevalence, type, rehabilitation, and outcome [J]. Biomed Res Int, 2013: 719096.

Royal Collage of Physicians, 1996. The permanent vegetative state. Review by a working group convened by the Royal College of Physicians and endorsed by the Conference of Medical Royal Colleges and their faculties of the United Kingdom [J]. J R Coll Physicians Lond, 30 (2): 119 – 121.

Sacco K, Carnda F, D'Agata F, et al. , 2011. A combined robotic and cognitive training for locomotor rehabilitation: evidences of cerebral functional reorganization in two chronic traumatic brain injured patients [J]. Front Hum Neurosci, 5: 146.

Santos-Couto-Paz C C, Teixeira-Salmela LF, Tierra-Criollo C J, 2013. The addition of functional task oriented mental practice to conventional physical therapy improves motor skills in daily functions after stroke [J]. Braz J Phys Ther, 17 (6): 564 – 571.

Schnakers C, Perrin F, Schabus M, et al. , 2008a. Voluntary brain processing in disorders of consciousness [J]. Neurology, 71: 1614 – 1620.

Schnakers C, Majerus S, Goldman S, et al. , 2008b. Cognitive function in the locked-in syndrome [J]. J Neurol, 255 (3): 323 – 330.

Schnakers C, Perrin F, Schabus M, et al. , 2009. Detecting consciousness in a total locked-in syndrome: an active event-related paradigm [J]. Neurocase, 4: 1 – 7.

Sellers E W, Donchin E, 2006. A P300-based brain computer interface: initial tests by ALS patients [J]. Clin Neurophysiol, 117 (3): 538 – 548.

Sellers E W, Kubler A, Donchin E, 2006. Brain-computer interface research at the University of South Florida Cognitive Psychophysiology Laboratory：the P300 Speller［J］. IEEE Trans Neural Syst Rehabil Eng, 14（2）：221 – 224.

Sellers E W, Vaughan T M, Wolpaw J R, 2010. A brain computer interface for long-term independent home use［J］. Amyotroph Lateral Scler, 11（5）：449 – 455.

Silvoni S, Volpato C, Cavinato M, et al. , 2009. P300-based brain-computer interface communication：evaluation and follow-up in amyotrophic lateral sclerosis［J］. Front Neurosci, 3：60.

Sorger B, Dahmen B, Reithler J, et al. , 2009. Another kind of "BOLD response"：answering multiple-choice questions via online decoded single-trial brain signals［J］. Prog Brain Res, 177：275 – 292.

Stoll J, Chatelle C, Carter D, et al. , 2013. Pupil responses allow communication in locked-in syndrome patients. Curr Biol, 23（15）：R647 – R648.

Teo W P, Chew E, 2014. Is motor-imagery brain-computer interface feasible in stroke rehabilitation? A narrative review［J］. PM R, 6（8）：723 – 728.

Vialatte F B, Maurice M, Dauwels J, et al. , 2010. Steady-state visually evoked potentials：focus on essential paradigms and future perspectives［J］. Prog Neurobiol, 90（4）：418 – 438.

Whyte J, Nakase-Richardson R, Hammond F M, et al. , 2013. Functional outcomes in traumatic disorders of consciousness：5-year outcomes from the National Institute on Disability and Rehabilitation Research Traumatic Brain Injury Model Systems［J］. Arch Phys Med Rehabil, 94（10）：1855 – 1860.

Wolpaw J R, et al. , 2002. Brain-computer interfaces for communication and control［J］. Clin Neurophysiol, 113（6）：767 – 791.

Yoo S S, Fairneny T, Chen N K, et al. , 2004. Brain-computer interface using fMRI：spatial navigation by thoughts［J］. Neuroreport, 15（10）：1591 – 1595.

148

第 12 章　与无交流能力患者相关的影像学

L. Heine[①]，C. Di Perri[①]，A. Soddu[②]，F. Gomez[③]，Steven Laureys[①]，
Athena Demertzi[④] 著　黄瑞旺，曹博林 译

149

摘　要

　　对急性和慢性意识障碍患者（DOC）的诊断和治疗目前来说还是一个挑战。近年来，不依赖于患者运动的功能神经影像技术被越来越多地使用，目的在于研究无行为报告者的潜藏认知处理过程。功能磁共振成像（fMRI）和正电子发射断层扫描技术（positron emission tomography，PET）对这一患者群体的研究主要使用了主动范式、被动范式和静息态范式。主动范式是指心理想象任务，其通过测量大脑特定区域的信号能否被有意识调节来验证患者是否有完成指令跟随的能力。被动范式通常用于测量大脑对外部感觉刺激（如听觉、躯体感觉和视觉）的反应。而静息态范式是指在对患者既无外部刺激也无刻意思考的情况下测量其自发脑功能。尽管这些范式彼此不同，但各自都能检测到健康受试者与患者之间的差异。目前这些技术还不能投入临床当中，除非我们能在个体水平上找到更有力的证据证明：未来我们希望多模态影像研究能够改善在患者水

150

平上的诊断，发现更好的愈后标记，并最终促进对意识障碍患者的治疗。

12.1　引言

　　20 世纪 50 年代呼吸机在重症监护病房中的应用，使得患者在遭受外伤性或非外伤性脑损伤后也能维持心脏机能和系统循环。之后发现一些幸存的患者在意识状态上出现了改变，而这种情况是以前从未遇见过的。患者可能会经历数小时到几个星期的闭眼昏

---

　　①L. Heine & C. Di Perri & S. Laureys，MD，PhD：Coma Science Group，Cyclotron Research Center and Neurology Department，University of Liège，Liège，Belgium.

　　②A. Soddu：Physics and Astronomy Department，Brain and Mind Institute，Western University，London，ON，Canada.

　　③F. Gomez：Computer Science Department，Universidad Central de Colombia，Bogotá，Colombia.

　　④A. Demertzi，PhD：Coma Science Group，Cyclotron Research Center and CHU Neurology Department，University of Liège，Allée du 6 août n° 8，Sart Tilman B30，Liège 4000，Belgium. e-mail: a. demertzi@ ulg. ac. be

迷，在此期间被认为不会对周围环境和自身产生意识。当患者能睁开眼睛但仍对外部刺激无反应时，则被认为进入植物状态（VS）（Jennett & Plum，1972），或者是最近提出的无反应觉醒综合征（UWS）（Laureys al.，2010）。在 2002 年医学界发现了另一种意识状态的存在，即微意识状态（MCS），表现为偶尔有意识现象出现，但仍无法交流（Giacino et al.，2002）。

由于无法沟通，对急性和慢性意识障碍患者（DOC）的诊断和治疗目前来说还是一个挑战。例如，意识障碍患者是否能感到疼痛①只能通过行为观察的方式来推断（Schnakers et al.，2012），然而这些临床观察也并不一致。最近一项调查显示，尽管已经解释过植物状态患者为何感觉不到疼痛（The Multi-Society Task Force on PVS，1994），但大多数医生（56%）仍然坚持患者会有疼痛感觉（Demertzi et al.，2009）。当面对是否继续维持患者生命等有关伦理性的问题时，临床医生也存在分歧。情况也确实如此，相比于植物状态患者（66%医生同意放弃），医生更不愿意放弃对微意识状态患者的治疗（28%医生同意放弃）（Demertzi et al.，2011）。当然也有其他人支持对植物状态患者撤去维持生命的治疗（Kuehlmeyer et al.，2012）。综上，这些研究表明不管是对疼痛的认知还是关于安乐死的讨论都容易受到患者诊断类型的影响。因此，需要一种更有效和准确的方式来提高对意识障碍患者诊断的准确率。目前，临床诊断主要基于医生在床旁观察到的患者行为和口头活动。然而，由于医生易于做出假阴性诊断（Schnakers et al.，2009），不依赖患者运动的神经影像技术可能有助于探索无交流能力患者的残存认知功能。

12.2　用于诊断的神经影像

功能神经成像技术提供了在没有患者行为报告的情况下客观地研究大脑认知处理过程的可能性。功能磁共振成像（fMRI）可以通过大脑血氧水平（blood-oxygen-level-dependent，BOLD）的变化来量化大脑功能。正电子发射断层扫描技术（PET）则根据不同类型的放射性示踪剂来测量代谢功能的不同方面。结构磁共振成像可以揭示大脑的结构属性，而弥散张量成像（diffusion tensor imaging，DTI）可以测量大脑白质纤维的完整性。以下为一些常用的研究无交流能力的意识障碍患者潜藏的认知能力的实验范式（图 12.1）。

---

①与实际或潜在的组织损伤有关的不愉快的感觉和情绪体验，或者就以那种损害来描述（Loeser & Treede，2008）。

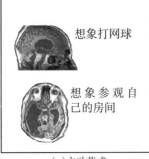

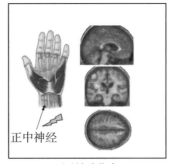

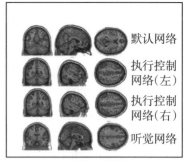

（a）主动范式　　　　　　　　（b）被动范式　　　　　　　　（c）静息态范式

图12.1　用于评估DOC患者残存认知处理过程的神经影像实验范式

12.2.1　主动范式

主动范式是指通过心理想象任务测量特定脑区信号能否被有意识地调节，目的在于检测患者能否服从指令。服从指令对DOC患者具有重要的临床意义，因为在标准化的行为评估中这种行为可以用来区分UWS患者和MCS患者（Bruno et al.，2011b；Giacino et al.，2004）。医生在床旁通过指令要求患者完成一些与目标相关或无关的简单命令。一般来说，MCS患者可以稳定地①或重复地②执行任务。在fMRI中，有两项心理想象任务能重复激活健康被试组的皮层区域，即想象打网球（主要包括辅助运动区）和想象参观一座房屋的房间（主要包括海马旁回；图12.1a）（Boly et al.，2007）。当用这种范式对1例植物状态患者进行研究时，发现其的大脑活动与健康受试者基本一致。由于该患者能够稳定地理解和执行心理想象任务，所以该患者不能再被诊断为UWS，而这也挑战了行为诊断的权威性（Owen et al.，2006）。在一个更大的DOC患者群体（样本数为54例）中使用和上面相同的任务范式，发现并非所有在行为诊断上被评估为VS/UWS的患者的脑功能都无反应（Monti et al.，2010）。实际上观察到5例患者能完成遵嘱任务，而其中2例在行为评估时被诊断为没有意识现象。有趣的是，其中1例患者能够进一步利用这种方式对自传体问题给予是否反映，而这种现象在临床上是很难被观察到的。基于服从遵嘱这一原理，其他能验证DOC患者是否可以听从命令的心理任务已经开始使用。例如，在无声图片命名任务中发现MCS患者和其中2例VS/UWS患者部分或完整地保留了与物体命名相关的脑网络活动（Rodriguez Moreno et al.，2010）。通过命令VS/UWS患者移动他们的手，在没有明显的肌肉活动的情况下，发现有2例患者激活了前运动皮层（与运动准备状态相一致），这也反映患者存在有意行为（Bekinschtein et al.，2011）。使用选择性听觉注意任务时也发现全部的3例患者（2例MCS患者和1例VS/UWS患者）都能够服从遵嘱，其中2例（1例MCS和1例VS/UWS）甚至能够

①当患者在所有8个实验（即每个命令4次实验）中同时完成与目标相关和目标无关的命令时。
②当患者在对目标相关或目标无关命令的4次试验中任意表现出3个可识别的反应时。

通过选择注意不同的词来回答一些是否问题（Naci & Owen，2013）。DOC 患者的残存认知能力也可以通过分层 fMRI 方式进行评估，从简单的类似于上述的服从遵嘱任务，到选择对错任务，甚至多重选择任务（Bardin et al.，2011）。

对心理想象任务的质疑主要在于该范式需要依靠患者有限的短时记忆力和注意范围来研究其认知和交流能力。实验中可能需要提高扫描时间间隔来优化信噪比，而这反过来又会使患者感到疲劳并最终使其警觉下降（Naci et al.，2013）。此外，一些其他因素如认知障碍（如失语、失用症）、感觉障碍（如失明、耳聋）、运动行为导致的疲劳、疼痛、镇静药物、睡眠障碍或医学并发症（如感染）等都会直接影响对患者服从遵嘱的评估。在这些情况下，没有反应并不一定意味缺乏意识（Sanders et al.，2012）。为了克服上述范式的局限，对 DOC 患者的残存认知功能的评估可以通过被动范式和静息状态范式进一步实施。

12.2.2　被动范式

被动范式是指受试者在没有执行任务时测量其大脑对外部感觉刺激（如听觉、躯体感觉和视觉）的反应。在 PET 实验中播放简单的听觉刺激时，VS/UWS 患者的初级听觉皮层出现激活（Laureys et al.，2000c），而 MCS 患者表现出在次级听觉皮层、颞叶和额叶的广泛激活（Boly & Faymonville，2004）。最近在 VS/UWS 和 MCS 患者中发现其额叶到颞叶皮质的反向连接受损程度存在差异，而这和使用相同听觉刺激的 EEG 失匹配负波范式得出的结果一致（Boly et al.，2011）（参见第 9 章）。当使用更复杂的听觉刺激时，研究者不仅在患者与健康对照组之间，而且在患者组之间也发现了可区分的大脑反应。例如，通过改变语句的听觉可辨别度①和歧义性程度②，VS/UWS 患者的听觉皮层对语义明确的刺激呈现出稳定且类似于健康受试者的反应，但语义歧义刺激的反应只有部分相似（Owen & Coleman，2005）。此外，在 fMRI 任务中当患者听到正常顺序朗读与完全相反朗读的内容时，1 例 VS/UWS 患者（3 例患者中的 1 例）和 1 例 MCS 患者（4 例患者中的 1 例）表现出与健康受试者非常相似的大脑反应（Fernández-Espejo，et al.，2008）。由于可以吸引患者的注意，另一种采用患者姓名作为刺激的听觉实验也受到研究者的青睐。使用这一实验范式，1 例植物状态患者在内侧前额叶皮质、左侧颞顶和额上皮质表现出与健康受试者相似的激活（Staffen et al.，2006）。采用相似的实验范式发现 7 例 VS/UWS 患者中的两名和所有的 4 例 MCS 患者不仅在初级听觉皮层中存在激活，也在高级联合颞叶区出现了激活，而这些脑区被认为与传入刺激的意识处理有关。有趣的是，在 fMRI 扫描 3 个月后其中两名 VS/UWS 患者恢复至 MCS，显示了这种范式的预后价值（Di et al.，2007）。8 例在 fMRI 评估中对语句刺激显示了语音特异性和语义特异性反应的 VS/UWS 患者，6 个月后其中 7 例发展为 MCS，这也进一步显示出了这种方法的预后价值（Coleman et al.，2009）。

---

①通过在句中加入连续的粉红噪音背景，将噪音中的言语变为一种失真形式。
②句子中至少包含两个歧义词，可以是同音异义词或同音异形词。

在躯体感觉研究中发现，对手腕正中神经的疼痛电刺激可以激活 MCS 患者的整个"疼痛网络"（包括前扣带皮质和脑岛；图 12.1b）。而另一方面，VS/UWS 患者的激活主要限制在较低水平的皮层下区域和初级皮层区域表现出部分（Boly et al.，2008；Laureys et al.，2002），这表明 MCS 患者可能将电刺激视为疼痛。

在视觉模式中，fMRI 研究发现向 MCS 患者呈现不同情感效价的图片时，患者出现了与健康受试者相似的激活模式（Zhu et al.，2009）。最近有研究使用了系列测试对 1 例 MCS 患者的视觉认知进行评估。具体来说，在测试中首先针对患者的被动视觉的处理能力，最后评估其在竞争任务中对视觉刺激的随意转换能力。通过这种研究范式，发现患者大脑中的激活与健康受试者相似，表明患者可能拥有视觉表达能力（Monti et al.，2013）。

总而言之，被动范式的逻辑是当患者与健康受试者之间反应不能区分时，就表明患者也潜在地保留相应的认知处理能力（Owen，2013）。一般来说，这些范式证明 VS/UWS 患者的听觉、视觉、躯体感觉激活被限制在低级感觉区域，而 MCS 患者的激活可以在高级联合区域中发现。使用这种方法的局限性主要在于患者的病理情况和技术要求。现实情况中，患者可能表现为不同的临床症状，例如视觉问题、运动痉挛、躯体感觉过敏和皮层听觉失聪，而这都会影响对外在刺激的反应。此外，这些检查方式的设置并不总是简明易懂，导致其不能在医疗和研究机构中被广泛使用。

12.2.3　静息态范式

另一方面，越来越多研究者将注意投向静息态范式（Soddu et al.，2011）。该范式是在患者既无外部刺激也无刻意思考的情况下测量其自发的脑功能活动。因此，这种方法克服了其他两种类型实验范式的局限。

在 PET 静息状态研究中发现 VS/UWS 患者的脑代谢最高仅为正常代谢值的 40%（Laureys et al.，2000b；Tommasino et al.，1995）。即使从 VS/UWS 中恢复其总代谢量也难以达到之前的水平。某些脑区似乎可能对意识更为重要。实际上，DOC 患者在包括额顶区域在内的全脑网络代谢水平上都呈现代谢降低，例如腹侧前额叶、后顶叶、前扣带回/内侧前额叶和后扣带回/楔前叶相关脑区（Nakayama et al.，2006；Silva et al.，2010）。VS/UWS 患者的恢复不仅与这些区域（皮质 – 皮层）之间脑功能连接的恢复是同步的，也与这些区域和丘脑（丘脑 – 皮层）（Laureys et al.，2000a，1999）之间恢复同步发生。最近有研究表明，MCS 患者的外侧额顶区域依然保留功能，但中线区域则表现出严重的功能紊乱（Thibaut et al.，2012）。一般而言，脑中线区域被认为参与自我认知调节，而额顶区域则被认为参与外部意识调节（简单回顾见 Demertzi et al.，2013a）。因此，这些证据表明 MCS 患者除了自我意识有所改变，其与周围环境的交互作用（不局限于交流）在某种程度上也有变化。

近来在磁共振研究中，静息态脑网络被用来量化不同的高级认知网络和感觉相关的网络（Damoiseaux et al.，2006；Laird et al.，2011；Smith et al.，2009）。这些脑网络随意识状态的改变在功能连接上表现出差异（Heine et al.，2012），表明该方法在意识水平评估时的重要性。最近一项对 DOC 患者的静息态脑网络研究发现，默认网络（default mode network，DMN，即包括楔前叶、内侧前额叶皮层和双侧颞叶的联合区域）和双侧执行控制网络（也称额顶网络）的长程连接严重紊乱（图 12.1c）（Demertzi et al.，未出版）。以上信息表明这些网络可能对维持意识过程极其重要。有趣的是，人们在静息状态下发现默认网络（与"内部"或自我意识相关）和双侧额顶网络（与"外部"或环境意识相关）会轮流主导大脑（Fox et al.，2005；Fransson，2005）。最近发现这种交替模式不仅在大脑中自发存在，而且还有相应的行为对照。也就是说，"内部意识"的觉知与默认网络的活动有关，而对"外部意识"的觉知似乎与外侧额顶叶区域活动相关（Vanhaudenhuyse et al.，2011），其作为执行控制网络的一部分，在需要注意的认知任务中活动增强。这些发现暗示内部（默认网络）和外部（执行控制网络）意识网络之间的负相关模式与临床症状的复杂性具有相关性（Demertzi et al.，2013b）。这一假设可以进一步在一个或两个网络连接严重受损的患者中得到证实。例如，在脑死亡患者中默认网络的活动消失（Boly et al.，2009），而在意识障碍患者中虽然发现了默认网络的活动，但脑功能连接强度随意识水平的下降而下降（Soddu et al.，2012；Vanhaudenhuyse et al.，2011）。

继发现下降的功能连接之后，过度连接模式的存在也可能有助于理解患者脑功能变化。最近的研究表明，皮层下边缘系统（包括眶额叶皮质、脑岛、下丘脑和腹侧被盖区）的 fMRI 功能连接在 DOC 患者中表现出与默认网络相反的变化趋势（Di Perri et al.，2013）。这一结果可能表明在自我强化神经环路中残存着神经持续活动，而这种持续的活动反过来会导致患者正常的连接模式受损。

12.3　结论

功能神经影像已被用于由于严重脑损伤而无法沟通的患者的研究中。然而，与脑功能信息相类似的结构信息也能发现 DOC 患者的神经病理学差异。例如，最近的研究表明，通过 DTI 进行脑白质结构连接的研究发现昏迷患者的白质连接严重受损。比如，最近一些研究通过 DTI 评估发现昏迷状态患者的结构连接严重受损，具体来说，即患者从脑干到丘脑的连接（也称上行激活系统）受到严重损伤（Edlow et al.，2012）。尽管人们预期严重的脑结构损伤可能使患者的康复率下降，但情况并非完全如此，尤其在事故发生不久后进行的轴索损伤评估。例如，创伤事故 8 周后，1 例已经发生意识状态改变的患者的脑结构成像显示在胼胝体、脑干、双侧白质出现严重受损。但 1 年后该患者已能恢复意识并重新融入社会（Edlow et al.，2013）。在一项对 25 例慢性患者的研究中显示，结构连接对植物状态患者和微意识状态患者的正确区分率高达 95%（Fernández-Espejo et al.，2011）。这些研究表明对结构连接的评估具有重要的临床价值，尤其是在该结构与功能有关联时（Sui et al.，2014）。在理想情况下，不同技术的结合可以提供更多有关患者的临床症状信息（Bruno et al.，2011a；Gantner et al.，2013），正如最近将经颅磁刺激联合 EEG（TMS-EEG）一样（Casali et al.，2013；Rosanova et al.，2012）（参见

154

155

第10章），脑功能成像与EEG的结合也具有良好的前景。使用上述神经影像学方法对患者进行多模态评估不仅可以使我们进一步了解与患者相关的潜在神经病理，也有助于对患者的诊断和预后评估（Bruno et al.，2011a）。

【致谢】给予罗赛蒂博士支持的瑞士国家科学基金（Grant CR32I3_143780）。

参考文献

Bardin J C, Fins J J, Katz D I, et al., 2011. Dissociations between behavioural and functional magnetic resonance imaging-based evaluations of cognitive function after brain injury [J]. Brain, 134: 769 – 782.

Bekinschtein T A, Manes F F, Villarreal M, et al., 2011. Functional imaging reveals movement preparatory activity in the vegetative state [J]. Front Hum Neurosci, 5: 1 – 6.

Boly M, Faymonville M, 2004. Auditory processing in severely brain injured patients: differences between the minimally conscious state and the persistent vegetative state [J]. Arch Neurol, 61: 233 – 238.

Boly M, Coleman M R, Davis M H, et al., 2007. When thoughts become action: an fMRI paradigm to study volitional brain activity in noncommunicative brain injured patients [J]. NeuroImage, 36: 979 – 992.

Boly M, Faymonville M-E E, Schnakers C, et al., 2008. Perception of pain in the minimally conscious state with PET activation: an observational study [J]. Lancet Neurol, 7: 1013 – 1020.

Boly M, Tshibanda L, Vanhaudenhuyse A, et al., 2009. Functional connectivity in the default network during resting state is preserved in a vegetative but not in a brain dead patient [J]. Hum Brain Mapp, 30: 2393 – 2400.

Boly M, Garrido M I, Gosseries O, et al., 2011. Preserved feedforward but impaired top-down processes in the vegetative state [J]. Science, 332: 858 – 862.

Bruno M A, Fernández-Espejo D, Lehembre R, et al., 2011a. Multimodal neuroimaging in patients with disorders of consciousness showing "functional hemispherectomy" [J]. Prog Brain Res, 193: 323 – 333.

Bruno M A, Vanhaudenhuyse A, Thibaut A, et al., 2011b. From unresponsive wakefulness to minimally conscious PLUS and functional locked-in syndromes: recent advances in our understanding of disorders of consciousness [J]. J Neurol, 258: 1373 – 1384.

Casali A G, Gosseries O, Rosanova M, et al., 2013. A theoretically based index of consciousness independent of sensory processing and behavior [J]. Sci Transl Med, 5: 198ra105.

Coleman M R, Davis M H, Rodd J M, et al., 2009. Towards the routine use of brain imaging to aid the clinical diagnosis of disorders of consciousness [J]. Brain, 132: 2541 – 2552.

Damoiseaux J S, Rombouts SARB, Barkhof F, et al., 2006. Consistent resting-state networks across healthy subjects [J]. Proc Natl Acad Sci USA, 103: 13848 – 13853.

Demertzi A, Gómez F, Crone J S, et al., 2014. Multiple fMRI system-level baseline connectivity is disrupted in patients with consciousness alterations [J]. Cortex, 52: 35 – 46.

Demertzi A, Schnakers C, Ledoux D, et al., 2009. Different beliefs about pain perception in the vegetative and minimally conscious states: a European survey of medical and paramedical professionals [J]. Prog Brain Res, 177: 329 – 338.

Demertzi A, Ledoux D, Bruno M-A, et al., 2011. Attitudes towards end-of-life issues in disorders of consciousness: a European survey [J]. J Neurol, 258: 1058 – 1065.

Demertzi A, Soddu A, Laureys S, 2013a. Consciousness supporting networks [J]. Curr Opin Neurobiol, 23: 239 – 244.

Demertzi A, Vanhaudenhuyse A, Bredart S, et al. , 2013b. Looking for the self in pathological unconsciousness [J]. Front Hum Neurosci, 7: 1 – 6.

Di Perri C, Bastianello S, Bartsch A J, et al. , 2013. Limbic hyperconnectivity in the vegetative state [J]. Neurology, 81: 1417 – 1424.

Di H, Yu S M, Weng X C, et al. , 2007. Cerebral response to patient's own name in the vegetative and minimally conscious states [J]. Neurology, 68: 895 – 899.

Edlow B L, Takahashi E, Wu O, et al. , 2012. Neuroanatomic connectivity of the human ascending arousal system critical to consciousness and its disorders [J]. J Neuropathol Exp Neurol, 71: 531 – 546.

Edlow B L, Giacino J T, Hirschberg R E, et al. , 2013. Unexpected recovery of function after severe traumatic brain injury: the limits of early neuroimaging-based outcome prediction [J]. Neurocrit Care, 19: 364 – 375.

Fernández-Espejo D, Junqué C, Vendrell P, et al. , 2008. Cerebral response to speech in vegetative and minimally conscious states after traumatic brain injury [J]. Brain Inj, 22: 882 – 890.

Fernández-Espejo D, Bekinschtein T, Monti M M, et al. , 2011. Diffusion weighted imaging distinguishes the vegetative state from the minimally conscious state [J]. NeuroImage, 54: 103 – 112.

Fox M D, Snyder A Z, Vincent J L, et al. , 2005. The human brain is intrinsically organized into dynamic, anticorrelated functional networks [J]. Proc Natl Acad Sci USA, 102: 9673 – 9678.

Fransson P, 2005. Spontaneous low-frequency BOLD signal fluctuations: an fMRI investigation of the resting-state default mode of brain function hypothesis [J]. Hum Brain Mapp, 26: 15 – 29.

Gantner I S, Bodart O, Laureys S, et al. , 2013. Our rapidly changing understanding of acute and chronic disorders of consciousness: challenges for neurologists [J]. Future Neurology, 8: 43 – 54.

Giacino J T, Ashwal S, Childs N, et al. , 2002. The minimally conscious state: definition and diagnostic criteria [J]. Neurology, 58: 349 – 353.

Giacino J T, Kalmar K, Whyte J, 2004. The JFK Coma Recovery Scale-Revised: measurement characteristics and diagnostic utility [J]. Arch Phys Med Rehabil, 85: 2020 – 2029.

Heine L, Soddu A, Gomez F, et al. , 2012. Resting state networks and consciousness. Alterations of multiple resting state network connectivity in physiological, pharmacological and pathological consciousness states [J]. Front Psychol, 3: 1 – 12.

Jennett B, Plum F, 1972. Persistent vegetative state after brain damage. A syndrome in search of a name [J]. Lancet, 1: 734 – 737.

Kuehlmeyer K, Racine E, Palmour N, et al. , 2012. Diagnostic and ethical challenges in disorders of consciousness and locked-in syndrome: a survey of German neurologists [J]. J Neurol, 259: 2076 – 2089.

Laird A R, Fox P T M, Eickhoff S B, et al. , 2011. Behavioral interpretations of intrinsic connectivity networks [J]. J Cogn Neurosci, 17: 1 – 16.

Laureys S, Goldman S, Phillips C, et al. , 1999. Impaired effective cortical connectivity in vegetative state: preliminary investigation using PET [J]. NeuroImage, 9: 377 – 382.

Laureys S, Faymonville M, Luxen A, 2000a. Restoration of thalamocortical connectivity after recovery from

156

persistent vegetative state [J]. Lancet, 355: 1790 – 1791.

Laureys S, Faymonville M, Moonen G, et al., 2000b. PET scanning and neuronal loss in acute vegetative state [J]. Lancet, 355: 1825 – 1826.

Laureys S, Faymonville M E, Degueldre C, et al., 2000c. Auditory processing in the vegetative state [J]. Brain, 123: 1589 – 1601.

Laureys S, Faymonville M E, Peigneux P, et al., 2002. Cortical processing of noxious somatosensory stimuli in the persistent vegetative state [J]. NeuroImage, 17: 732 – 741.

Laureys S, Celesia G, Cohadon F, et al., 2010. Unresponsive wakefulness syndrome: a new name for the vegetative state or apallic syndrome [J]. BMC Med, 8: 68.

Loeser J D, Treede R D, 2008. The Kyoto protocol of IASP basic pain terminology [J]. Pain, 137: 473 – 477.

Monti M M, Vanhaudenhuyse A, Coleman M R, et al., 2010. Willful modulation of brain activity in disorders of consciousness [J]. New Engl J Med, 362: 579 – 589.

Monti M M, Pickard J D, Owen A M, 2013. Visual cognition in disorders of consciousness: from V1 to top-down attention [J]. Hum Brain Mapp, 34: 1245 – 1253.

Naci L, Owen A M, 2013. Making every word count for nonresponsive patients [J]. JAMA Neurol, 70: 1235 – 1241.

Naci L, Cusack R, Jia V Z, et al., 2013. The brain's silent messenger: using selective attention to decode human thought for brain-based communication [J]. J Neurosci, 33: 9385 – 9393.

Nakayama N, Okumura A, Shinoda J, et al., 2006. Relationship between regional cerebral metabolism and consciousness disturbance in traumatic diffuse brain injury without large focal lesions: an FDG-PET study with statistical parametric mapping analysis [J]. J Neurol Neurosurg Psychiatry, 77: 856 – 862.

Owen A M, 2013. Detecting consciousness: a unique role for neuroimaging [J]. Annu Rev Psychol, 64: 109 – 133.

Owen A, Coleman M, 2005. Residual auditory function in persistent vegetative state: a combined PET and fMRI study [J]. Neuropsychol Rehabil, 15: 290 – 306.

Owen A M, Coleman M R, Boly M, et al., 2006. Detecting awareness in the vegetative state [J]. Science, 313: 1402.

Rodriguez M D, Schiff N D, Giacino J, et al., 2010. A network approach to assessing cognition in disorders of consciousness [J]. Neurology, 75: 1871 – 1878.

Rosanova M, Gosseries O, Casarotto S, et al., 2012. Recovery of cortical effective connectivity and recovery of consciousness in vegetative patients [J]. Brain, 135: 1308 – 1320.

Sanders R D, Tononi G, Laureys S, et al., 2012. Unresponsiveness not equal unconsciousness [J]. Anesthesiology, 116: 946 – 959.

Schnakers C, Vanhaudenhuyse A, Giacino J T, et al., 2009. Diagnostic accuracy of the vegetative and minimally conscious state: clinical consensus versus standardized neurobehavioral assessment [J]. BMC Neurol, 9: 35.

Schnakers C, Chatelle C, Demertzi A, et al., 2012. What about pain in disorders of consciousness? [J]. AAPS J, 14: 437 – 444.

Silva S, Alacoque X, Fourcade O, et al., 2010. Wakefulness and loss of awareness brain and brainstem interaction in the vegetative state [J]. Neurology, 74: 313 – 320.

Smith S M, Fox P T, Miller K L, et al. , 2009. Correspondence of the brain's functional architecture during activation and rest [J]. Proc Natl Acad Sci, 106: 13040 – 13045.

Soddu A, Vanhaudenhuyse A, Demertzi A, et al. , 2011. Resting state activity in patients with disorders of consciousness [J]. Funct Neurol, 26: 37 – 43.

Soddu A, Vanhaudenhuyse A, Bahri M A, et al. , 2012. Identifying the default-mode component in spatial IC analyses of patients with disorders of consciousness [J]. Hum Brain Mapp, 33: 778 – 796.

Staffen W, Kronbichler M, Aichhorn M, et al. , 2006. Selective brain activity in response to one's own name in the persistent vegetative state [J]. J Neurol Neurosurg Psychiatry, 77: 1383 – 1384.

Sui J, Huster R, Yu Q, et al. , 2014. Function-structure associations of the brain: Evidence from multimodal connectivity and covariance studies [J]. NeuroImage, 102: 11 – 23.

The Multi-Society Task Force on PVS, 1994. Medical aspects of the persistent vegetative state (2) [J]. N Engl J Med, 330: 1572 – 1579.

Thibaut A, Bruno M A, Chatelle C, et al. , 2012. Metabolic activity in external and internal awareness networks in severely brain-damaged patients [J]. J Rehabil Med, 44: 487 – 494.

Tommasino C, Grana C, Lucignani G, et al. , 1995. Regional cerebral metabolism of glucose in comatose and vegetative state patients [J]. J Neurosurg Anesthesiol, 7: 109 – 116.

Vanhaudenhuyse A, Demertzi A, Schabus M, et al. , 2011. Two distinct neuronal networks mediate the awareness of environment and of self [J]. J Cogn Neurosci, 23 (3): 570 – 578.

Zhu J, Wu X, Gao L, et al. , 2009. Cortical activity after emotional visual stimulation in minimally conscious state patients [J]. J Neurotrauma, 26: 677 – 688.

索 引

（本索所标页码为英文版页码，参见中译本边码。）

彩 图

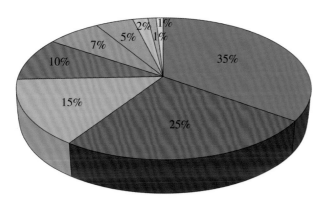

- 缺血缺氧性脑病
- 创伤性脑损伤
- 蛛网膜下腔出血
- 脑出血
- 急性缺血性卒中
- 癫痫持续状态
- 传染性脑炎
- 免疫介导性脑炎
- 脑脓肿、脑肿瘤

（a）工业化国家因原发性脑损伤后急性昏迷入住 ICU 患者的预测分布

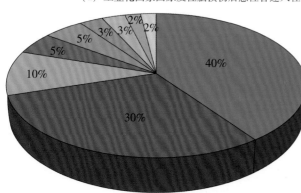

- 严重脓毒症(脓毒症性脑病)
- 持续镇静
- 多脏器功能障碍
- 肾功能衰竭
- 心血管外科
- 钠紊乱
- 药物滥用——中毒
- 高碳酸性呼吸衰竭
- 肝衰竭

（b）因继发性脑损伤后急性昏迷入住 ICU 患者的预测分布

图 1.1 重症监护室急性昏迷的流行病学。危重症相关脑病（谵妄）和持续镇静是 ICU 中昏迷的重要
原因

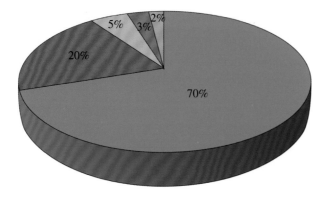

- ■ 癫痫检测与管理
- ■ 急性昏迷预后
- ■ 药物性昏迷/爆发抑制管理
- ■ 镇静深度检测
- ■ 迟发性脑缺血检测（SAH患者）

图 1.2　ICU 电生理检查目前的适应证和潜在的临床应用

　　EEG 主要用来诊断和管理癫痫发作及癫痫持续状态。在其他疾病中也有突出的地位和巨大的潜力，主要是药物性昏迷的管理以及机械通气镇静深度的监测，作为急性脑损伤继发性脑损害的非侵入性辅助检测工具，如动脉瘤性蛛网膜下腔出血的迟发性缺血。最后，EEG 和诱发电位作为临床检查的补充，在提高昏迷的预后判定尤其是心脏骤停后患者的预后方面有重要的作用。

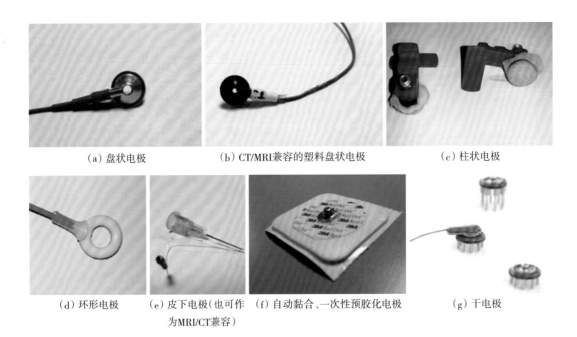

（a）盘状电极　　　（b）CT/MRI兼容的塑料盘状电极　　　（c）柱状电极

（d）环形电极　（e）皮下电极(也可作　（f）自动黏合、一次性预胶化电极　　　（g）干电极
　　　　　　　　为MRI/CT兼容）

图 2.1　不同类型的电极

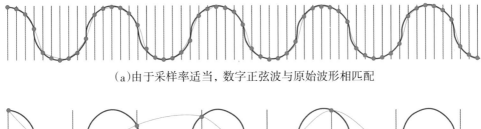

（a）由于采样率适当，数字正弦波与原始波形相匹配

（b）由于采样率不足，数字波看起来太慢即混叠效应

图 2.10　采样率和混叠效应

注：蓝色为原始正弦波；橙色为数字化正弦波；黑色为采样率

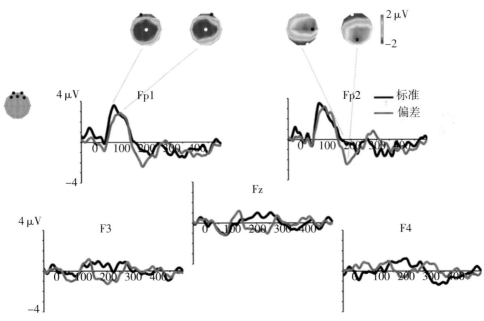

图 7.1　一名典型受试者在标准和偏差声音刺激下的额叶 – 中央脑区五个电极的平均 AEPs（分别用黑线和红线表示）。刺激后 100 ms 的电压地形图显示标准和偏差声音刺激形成的位于中央脑区的典型 N100 成分。标准和偏差声音刺激的负波差异和对应的电压分布的时间延迟为刺激后 150～200 ms。地形图中的白点和黑点分别表示全电极导联中的最小和最大电压值

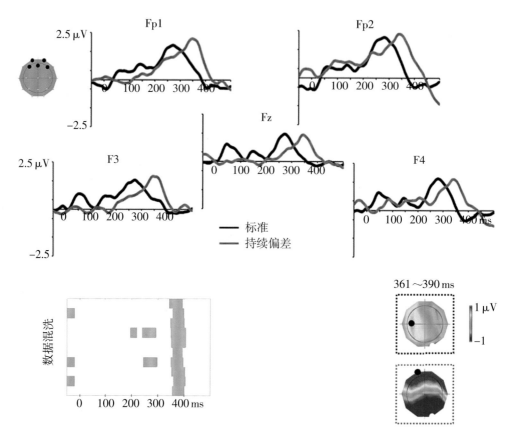

图 7.2　一个接受低温治疗的缺血缺氧昏迷的典型病例在昏迷 24 h 内在标准 – 偏差声音刺激下的平均
　　　AEPs 反应，反应从额叶 – 中央区的 5 个电场测得

　　左下图展示了多元解码算法得到的多个数据混洗的差异活动以及数据导向的周期估计。混合数据的共同差异时间起始于刺激后约 360 ms，且持续到约 390 ms。右下图展示了该时间段声音刺激下的电压地形图分布，其中白点和黑点分别表示全电极导联中的最小和最大电压。

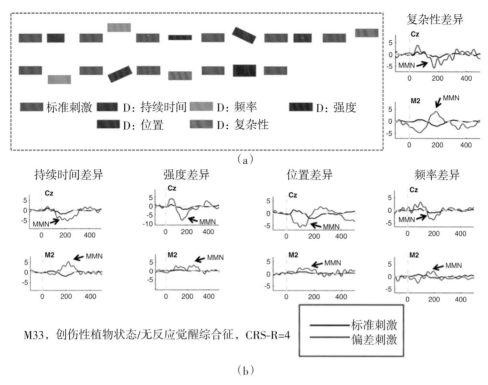

(a)

M33，创伤性植物状态/无反应觉醒综合征，CRS-R=4

（b）

图9.1 （a）为多特征 MMN 范式示意图。标准刺激与 5 个偏差刺激分别随机出现，每一种偏差刺激与标准刺激的其中一种特征不同，而与其他特征保持一致（如复杂性偏差刺激与标准刺激具有相同的感知音调、强度、持续时间和位置）。（b）表示一名植物状态/无反应觉醒综合征患者对 5 种不同的偏差刺激均出现明显 MMN 波形。负波成分向下，在 Cz 位点刺激后约 200 ms 出现大的负波，同时在乳突部位（M2）出现正向偏转。CRS-R 改良昏迷恢复量表，满分

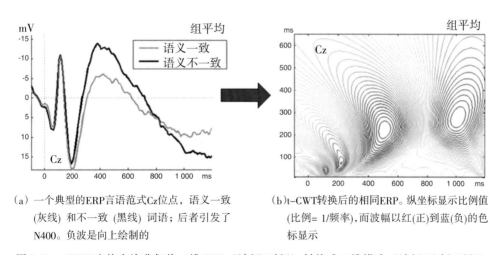

（a）一个典型的ERP言语范式Cz位点，语义一致（灰线）和不一致（黑线）词语；后者引发了N400。负波是向上绘制的

（b）t-CWT转换后的相同ERP。纵坐标显示比例值（比例= 1/频率），而波幅以红(正)到蓝(负)的色标显示

图9.2 t-CWT 变换允许我们将二维 ERP（波幅/时间）转换成三维模式（波幅/比例/时间）

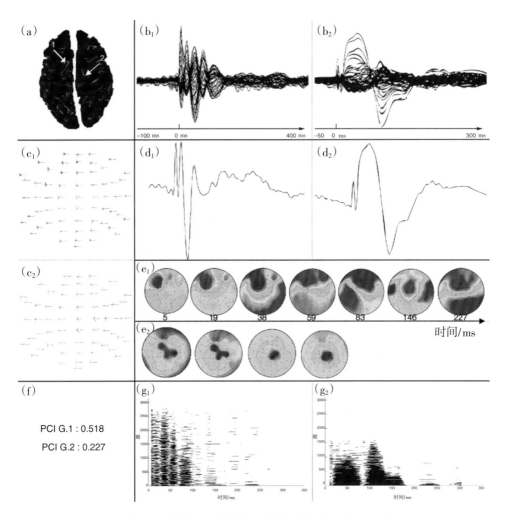

图 10.2　有意识和无意识状态下典型的 TMS-EEG 反应

（a）受试者大脑的刺激靶点（箭头）（1：健康受试者，2：处于植物状态/无反应性觉醒综合征的患者）。（b）健康清醒受试者（b_1）和植物状态/无反应性觉醒综合征患者（b_2）中 60 个电极上的平均 TMS-EEG 响应。（c）针对健康受试者（c_1）和无意识患者（c_2）在空间（即通道）上的 TMS-EEG 反应。（d）意识清醒（d_1）和无意识状态（d_2）TMS 刺激下的典型 TMS-EEG 反应。（e）最大活动随时间变化的地形图分布（e_1：意识清醒；e_2：无意识状态）。（g）对于意识清醒（g_1）和无意识状态（g_2）的跨时间显著激活源的二元矩阵，该矩阵的压缩有助于计算扰动复杂性指数（PCI）（f）

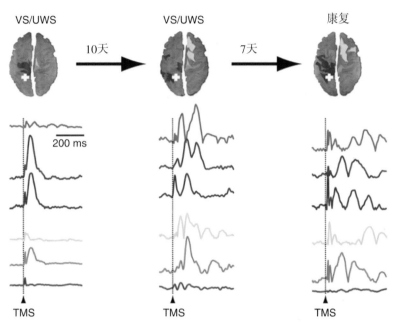

图 10.3　昏迷恢复中的 TMS-EEG 反应。严重脑损伤患者的意识恢复与 TMS 诱发 EEG 的复杂度、广泛
　　　　性和分化增强相一致，图为在皮层源水平进行彩色绘制（Sarasso et al.，2014）
　　　VS：植物状态；UWS：无反应觉醒综合征